词里藏医

主　编　麻志恒

副主编　倪建俐　王　静

编　委　（按姓氏拼音排序）

高　玲　高志生　黄美琴

陆　俊　倪　烨　王　恒

肖　晓　杨　娟　张　飚

张汉新　朱美文

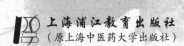

上海浦江教育出版社

（原上海中医药大学出版社）

图书在版编目（CIP）数据

词里藏医 / 麻志恒主编 . -- 上海：上海浦江教育出版社
有限公司，2018.11

ISBN 978-7-81121-577-9

I.①词… Ⅱ.①麻… Ⅲ.①中医学 –普及读物
Ⅳ.① R2–49

中国版本图书馆 CIP 数据核字（2018）第 249285 号

上海浦江教育出版社出版发行

社址：上海市海港大道 1550 号上海海事大学校内　邮政编码：201306
分社：上海市蔡伦路 1200 号上海中医药大学校内　邮政编码：201203
电话：021–38284923（总编室）　38284910/12（发行）　38284910（传真）
上海玄廊实业有限公司排版　上海商务联西印刷有限公司印装
幅面尺寸：140 mm × 203 mm　印张：7　字数：139 千字
2018 年 11 月第 1 版　2018 年 12 月第 1 次印刷
策划编辑：倪项根　责任编辑：倪项根　封面设计：冯　凯
定价：38.00 元

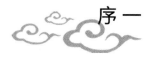

序一

　　中医药学是中华文明的瑰宝之一，也是打开中华文明宝库的钥匙。极富文化气息的成语、歇后语、俗语、谚语等是传统文化中一颗颗璀璨的明珠，是五千多年中华文明的结晶，蕴含着深邃的哲学智慧和生存智慧。象思维是中国人数千年来的主流思维模式，也是中医药学原创思维的本质特征。随着世界扁平化、信息网络化、知识碎片化、数据在线化和联系非线性化时代的到来，一个不同于机械化、信息化的全新"高概念"时代已经快速到来，人们获取信息和知识的途径越来越便利，但对信息的理解和深层次加工提取的能力却在不断弱化，加上传统文化教育的式微和影响力的减弱，我们对传统文化智慧的理解日渐字面化、肤浅化。如何继承和发扬传统文化智慧，助力健康中国的实现，已经是我们不得不面对的大众健康教育的难题。

　　中西医在本质上是没有明确界限的，它们终极的目标是统一的。我们从小接受现代科学的教育，已经习惯了概念思维、逻辑思维、线性思维，对传统的象思维已经非常陌生，甚至于已经完全不习惯推演络绎、司外揣内、法象引申的传统思维方式。因此，我们已经习惯了疾病的诊断和治疗，已经听不懂、看不明证候的诊断和治疗，甚至于有意无意地忽略情志对疾病发展预后的影响。中华文化在数千年传承过程中受"不为良相，便为良医"的影响颇深，文化传承的载体——文字衍变巨大，加之古代印刷术的局限，中医药知识记载中又多有承前省略、承后省略、语境省略等现象。如我们熟知"见肝之病，知肝传脾"的疾病传变规律，但不明心病传肺、肺病传肝、肝病传脾、脾病传肾等。因此，如何理解、读出隐藏在文字后面的意思或话外之音便是学习中医药学的关键所在。

成语等词汇的传承与中医药学有很多相类似的地方，甚至成语本身就蕴含了中医药学的精华。对成语等词汇进行分析和解读，不失为一种行之有效的理解中医药健康养生理念和治病防病实践经验的捷径。适逢《中华人民共和国中医药法》颁布实施，国家大力提倡中医药文化之际，麻志恒博士携十余年中医临床实践经验，带领其团队博览群书，穷究其源，以成语等词汇为全新视角，从耳熟能详的成语、俗语、谚语、歇后语入手，根据中医学知识的基本编排思路，精选了两百多个词语，按照中医典故、中医特点、阴阳五行、脏腑经络、病因病机、诊断治疗、中药方剂和四季养生分类，再按照原文释义、中医延伸和临证参考三个方面加以阐释发挥，数易其稿，终成佳作。书稿付梓之际，我有幸先睹为快，不仅惊叹其团队的严谨专业，更为其立意新颖、旁征博引而折服。相信本书的出版，不仅是广大中医爱好者的福音，而且必将有力推动中医智慧服务健康中国的实现。反复研读后，寥寥数语表达学习心得，爰为之序。

成都中医药大学　徐世军

2018 年秋于成都书香斋

序二

　　梁启超说："古今来，人类活动的方式很多，社会变革的历程也不一致，然而一索其源，则无一而非由人类保生、乐生、谋生诸意识的指挥而构成，所以唯生意识就是人类活动的迹象和社会变革的历程，也就是历史进展的原动力。"智慧人类无论古今未来，关注的核心总是自身生命的健康，文明的创造也自然围绕这一主题展开，这是人性的必然。

　　由此，与之最攸关的医疗养生文化，不仅成为人类智慧文明创造的最早成果之一，更被其子子孙孙世世代代作为最重要的文化瑰宝传承发展。在悠长而辉煌的中华文明发展史上，独具实践魅力的中医医疗养生文化同样也是最具年份成色的，而且至今仍然在中华大地乃至全世界，发挥着无可替代的医疗养生保健功效，几千年来一直为社会大众关注青睐，成为最普世的人类文化成果之一。

　　不过，近代以来，随着世界文明主流价值观的变化，中医医疗养生文化因为其古老而独特的哲学人文背景，以及大量经典著作语言文字表达方式的古朴，使得很多深受科学原教旨主义信仰束缚、缺乏中国传统哲学人文教育以及古汉语阅读理解能力不强的民众，不仅在其文字识读上出现不小障碍，而且在观念上也难以理解接受。但因其在现实生活中不可或缺的实用价值，无论为己为人，世人又总想多多少少了解一些相关知识。这种文化与现实之间的错位与矛盾，使得很多有意于中医医疗养生文化学习的人们苦恼不已。

因此，如何有效摆脱中医医疗养生文化传播在新时代所遭遇的困境，让社会大众在轻松活泼、喜闻乐见的生活学习氛围中，比较容易地体悟品味中医医疗养生文化，掌握其理论实践精华，一直是中医爱好者的期盼，也是学界乃至整个文化界长期努力的方向。麻志恒博士和他的同事们共同编写的这本《词里藏医》，即是众多响应这一时代需要的文化成果之一。所不同于一般者，这本书的选材切入点新颖独特、文化视角别开生面。

中医医疗养生文化的根基在于元气、阴阳、五行、道等中国传统的宇宙演化哲学知识；其生命学理论体系则由脏腑经络、气血津液等学说构成。这两方面内容都属于形而上的范畴，因而抽象玄奥，但要真正正确理解应用中医学，却是无法回避的。中医临床治病自有一套思维逻辑十分严密的独特理法方药知识体系，这是最能体现中医学现实文化价值的内容，其重要性自不待言。"圣人不治已病治未病"，中医学始终认为，最高境界的中医不是治已病，而是教会人们在日常生活中提早预防疾病，由此中医学独创了诸多简便易行的养生实践方法，对于社会大众来说，这方面的知识显然更具现实魅力。

本书正是从以上几个方面分门别类地设计切入，选择人们耳熟能详的词语故事入题，通过语义、语境以及文字等的中医文化联想，转换语境，切入相关理论实践内容，予以简明扼要的知识介绍。全书纲举目张，条分缕析，要言不烦。读者在品味优秀词语故事的同时，又能顺藤摸瓜，轻松掌握中医医疗养生文化中的理论与实践精髓。

在泱泱中华文化典故中，被定义为成语、俗语、谚语、歇后语者，不计其数。这其中，确有个别来自医学文化本身，但绝大多数与中医学并没有直接关系。也因为如此，一直以来，似乎没有人想过从这些不直接相干的词语故事入手，去联想中医学文化知识。本书的作者却突破了这个界限，开了一个好头，而且还做到了文与医之间语境的自然巧妙切换，这既是本书的大胆之处，也是本书的得意之处。

让读者在不知不觉中学习中医学，在潜移默化中接受中医，这种别出心裁、独辟蹊径的中医文化传播方式，值得肯定与提倡。相信读者朋友也心有戚戚焉。当然，作为一种全新的中医文化传播方式的尝试，不可能一开始就是完美的，它必然要经历不断探索完善的过程，这需要作者的继续努力，更需要读者的热情支持与积极参与。

上海中医药大学科技人文研究院　谭春雨

2018 年国庆

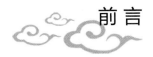

前言

　　20世纪70年代，我出生在甘肃省定西市的贫穷农村，一本成语词典，一台收音机，是我小学期间仅有的能够获取外界知识的视听载体。正是得益于这本成语词典带给我丰富的知识、广阔的思路，从小学到大学，我时不时能够在报刊上发表自己的拙作，后来自然地就有了写作的爱好。

　　以成语为代表的各类词汇是中华智慧的结晶，学习成语等词汇的过程也是逐渐了解中国古代哲学、医学、服饰、饮食等文化的过程。随着年龄的增长，这种感觉越发强烈。后来，又涉猎中医学，在敬服中医学博大精深的同时，冥冥之中，总感觉中医学与成语有着千丝万缕的关系，只是囿于知识有限，不敢贸然成文。

　　临证十余年，经常有患者拿着中医书籍，和我探讨其中的奥秘，或者掏出一包中药，向我请教药物的疗效，或者拿着某一期养生节目的笔记，和我争论，甚至自作主张，修身炼丹，延误病情，还说中医无效，每遇此情此景，既喜中医药文化的深入人心，又叹民众中医知识的贫乏。更好地普及中医药文化知识，发挥中医药诊疗特色，为广大百姓的健康服务，是每一位医学工作者义不容辞的责任和义务。2017 年 7 月 1 日，《中华人民共和国中医药法》正式实施，本人备受鼓舞，又颇感责任在肩。有鉴于此，携手同仁，编撰了《词里藏医》一书。

本书参照中医学的体例，分为中医典故、中医特点、阴阳五行、脏腑经络、病因病机、诊断治疗、中药方剂、四季养生等八大章，按照原文释义、中医延伸、临证参考三个方面逐层进行讲解辨析，旨在通过解析大家耳熟能详的成语、俗语、谚语、歇后语，让普通民众逐步了解中医学的相关知识，并指导其正确地养生保健。

"巧妇难为无米之炊"。欣慰的是，本书的编写，得到了本人所在医院党政领导班子的高度重视，以"首批优秀青年人才培养"为平台给予物力和财力的大力支持，也得益于先进的网络媒体，提供了大量的成语故事和中医知识作为写作的素材。参与编写的人员均工作在繁忙的临床第一线，每份书稿的写作，都是在夜深人静之时加班加点完成的。本书的序言，也是两位教授在百忙之中抽空而作的，为本书增色不少。正是"巧妇"和"良米"的完美结合，才有了这本《词里藏医》的问世，借此机会，谨向付出艰辛劳动的全体编写人员致以崇高的敬意。

虽然我们精益求精，数易其稿，终因涉猎局限，水平有限，不妥之处，敬请指正。

麻志恒

2018 年 9 月于上海崇明

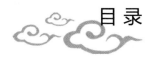

目 录

第四章　脏腑经络

第五章　病因病机

第六章　诊断治疗

第七章　中药方剂

第八章　四季养生

第一章

中医典故

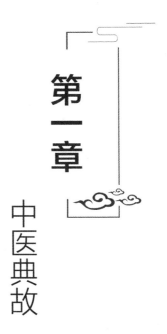

　　中医学深深根植于中华文化的沃土，在其传承流变的过程中产生了很多文学性极佳的典故，滋养了炎黄子孙的心灵，并在漫长的历史变迁中，成为了中华民族独特气质的有机组成。今天的我们，回望自己的先辈，自然而然就会生出一份温暖和感动。

1. 橘井泉香

【原文释义】

传说有个叫苏耽的郎中发现了橘树的治病作用，并用屋门前的井水煎熬橘叶，救治前来求诊的病人，分文不取。在他成仙飞升之前，又交待母亲一橘叶、一碗水、疗一人的治瘟疫之法。后来果然像他所说的那样发生瘟疫，前来求取井水、橘叶的病人很多，都被治愈了，于是医学史上就有了"橘井泉香"的典故。

【中医延伸】

橘子可谓全身都是宝，不仅果肉的药用价值较高，其皮、核、络、叶都可作为药材。橘皮入药称"陈皮"，具有理气燥湿、化痰止咳、健脾和胃的功效，常用于防治胸胁胀痛、疝气、乳胀、乳房结块、胃痛、食积等症。其果核叫"橘核"，有散结、止痛的功效，临床常用来治疗睾丸肿痛、乳腺炎性肿痛等症。橘络，即橘瓣上的网状经络，有通络化痰、顺气活血之功效，常用于治疗痰滞咳嗽等症。橘叶具有疏肝理气、消肿散毒之功效，为治胁痛、乳痛的要药。橘皮刮掉白色的内层，单留表皮称为"橘红"，具有理肺气、祛痰等功效，临床多用于治疗咳嗽、呃逆等症。

【临证参考】

中医学认为，橘子性温，多吃易上火，会出现口舌生疮、口干舌燥、咽喉干痛、大便秘结等症状，因此阴虚火旺或者实热患者不宜多食。

～ 2. 杏林春暖

【原文释义】

三国时期，吴国医生董奉专门为穷苦人看病，却不收任何报酬。病人痊愈后，登门道谢，董奉就叫他们在附近种植杏树。不出十年，杏树成林。董奉把收获的杏子全部都换成粮食，用来救济穷苦的百姓。为了感激董奉的德行，有人写了"杏林春暖"的条幅挂在他家门口。后来"杏林"也逐渐成了中医药行业的代名词。

【中医延伸】

中药杏花，为蔷薇科植物杏或山杏的花，性味苦温，无毒。归脾、肾经。具有活血补虚之功效。主治不孕、肢体痹痛、手足逆冷等。

中药杏仁别名杏核仁，为杏或山杏的种仁，有滋润肺燥、止咳平喘、润肠通便之功效。主治虚劳咳嗽气喘、胸腹逆闷、肠燥便秘、大便干结。另，杏仁分为甜杏仁和苦杏仁两种。甜杏仁可以作为休闲小吃，也可做凉菜、熬粥、炖汤等；苦杏仁一般用来入药，有小毒，一次服用不可过多。

【临证参考】

杏的果肉营养丰富，含有多种有机成分和人体所必需的维生素及无机盐类，是一种营养价值较高的水果；杏仁也具有良好的药效。

3. 治病救人

【原文释义】

出自晋代葛洪《神仙传》。指治好病，把病人挽救过来。后比喻犯错误的人改正错误。

【中医延伸】

治病即治疗疾病，是根据发病的原因、病邪的轻重缓急、病位的表里深浅、人体的阴阳虚实等，结合中药的四气五味、升降浮沉等特性，来调整阴阳平衡，达到治病祛邪、恢复正气的目的。

救人，除了通过药物治疗身体的疾病外，还要通过心理疏导等非药物方式，达到综合调理的目的，特别是对于一些有心理疾病的患者，或者亚健康患者，其实"救人"显得更重要。此即中医所讲的在治疗疾病时，不要仅仅看到病，而且要看到人，要把人看作一个整体。

【临证参考】

治病容易救人难。在治疗过程中，要把药物治疗和心理疏导结合起来，这才是治疗疾病的最好方法。

4. 病入膏肓

【原文释义】

心下小块脂肪为膏，心脏与横膈膜之间为肓，古代膏和肓之间被认为是药力达不到的地方，故形容病情严重。

【中医延伸】

中医针灸治疗的穴位中也有一个膏肓穴，属于足太阳膀胱经。在人体的背部，当第四胸椎棘突下，左右四指宽处（或左右旁开三寸处），肩胛骨内侧。指压此穴，可以治疗肩膀肌肉僵硬、酸痛。

在古代的医案论述中，人体全身的病，统统与膏肓相关。所以，曾有"运动膏肓穴，除一身疾"的说法。随着人们对经络认识的不断提高，膏肓穴也不再被认为是一个神奇独特的穴位，但是按摩此穴位对于有颈椎病、肩关节炎以及经常伏案工作的人，可以达到舒筋活络、止痛的作用。

【临证参考】

人体有膏肓穴，按摩此穴位具有舒筋活络、强筋健骨的作用，但属于普通穴位，无关生命奥密，此膏肓非彼膏肓。

5. 养痈遗患

【原文释义】

痈：毒疮。患：祸害。生了毒疮不去医治，给自己酿成祸害。比喻对坏人、坏事姑息宽容，结果自己遭殃。也作"养痈遗害""养痈成患"。

【中医延伸】

中医非常重视养生保健的作用，并提出许多行之有效的原则，未病先防便是其中之一。所谓未病先防是指在人体未发生疾病之前，采取各种措施，做好预防工作，以防止疾病的发生。这是中医学预防疾病思想最突出的体现。同时也注重第二个原则，即既病防变，是指在疾病发生以后，应早期诊断、早期治疗，以防止疾病的发展与传变，否则会造成养痈遗患的局面。

【临证参考】

随着医学模式的改变，做好疾病的预防及早期诊疗工作，是当下医学的重点。

6. 上医医国

【原文释义】

上医：高明的医生，比喻高贤。医国：指为国家除患去弊。

高贤能治理好国家。

【中医延伸】

"西医治病，中医医人"，中医治疗疾病非常重视整体观念，即把病和人、人和大自然结合起来，辨证治疗疾病，而不是头痛医头，脚痛医脚。中医治疗疾病，不但治疗已经发生病变的脏腑，而且往往注重未发生疾病的脏腑，同时注重心理疏导，从宏观的角度出发，综合治疗。所以自古就有"上医医国，中医医人，下医医病"之说。

【临证参考】

除了药物治疗外，适当的心理疏导在疾病的治疗中也尤为重要。

⌒⌒ 7. 悬壶济世

【原文释义】

以前，葫芦的确是用来盛放药物的，后人称行医为"悬壶"。悬壶济世便成为治病救人的代名词，也是古代医家追求的人生境界。

【中医延伸】

这里的壶，即壶卢，是葫芦的别称，又名蒲芦、瓟瓜、匏瓜等。中医学认为，葫芦味甘，性寒，入肺、脾、肾三经。具有利水消肿、清热解毒、杀虫止痒、除烦止泻之功效，可用来治疗肝硬化腹水、黄疸、小便不利、痔疮肿痛、蛇虫咬伤、疥癣、脚癣、白秃疮等证。

【临证参考】

葫芦外形像"吉"字，"壶"字与"福"字近似谐音，因此药葫芦也是消灾除病、吉祥如意、福寿康泰的象征。

第二章

中医特点

无论是与世界上其他民族的传统医学相比，还是与当今主流的西医学相比，中医学都有其独特的魅力和光环。在中医学的视野里，我们给予上天足够的敬畏，给予每一个病患足够的尊重和关怀。因此，我们就有了"天人合一""辨证论治"的智慧。

❧ 1. 天人合一

【原文释义】

古代中国哲学、中医学等认为"天道"和"人道"是合一的，其理论基础为"天人合一"。

【中医延伸】

中医学认为，人的性格、体质、饮食及各种习惯等受到自然界气候、节气、方位等的影响，故各有不同，产生的疾病，也有所不同。在疾病的治疗过程中，也要考虑自然界对人体的影响，应与自己所处的自然环境相适应，这样才能具有较好的治疗效果。比如中医治疗感冒，冬季多以发散风寒为主，夏季多以发散风热为主。

【临证参考】

天人合一（相应）是中医学的一大特色，是古代中国哲学在中医学中的具体应用。

❧ 2. 对症下药

【原文释义】

根据主要症状，选用合适的药物。类似于中医辨证论治，即运用中医理论来观察分析、诊断、治疗疾病的原则和方法，又称辨证施治，包括辨证和论治两个互相关联的阶段。

【中医延伸】

所谓辨证，就是通过对四诊(望、闻、问、切)所收集的症状、体征以及其他临床资料进行分析、综合，辨清疾病的原因、性质、部位以及邪正之间的关系，进而概括、判断属于何证；所谓论治，就是根据辨证的结论，确立相应的治疗方法，并选方用药。辨证和论治是诊治疾病过程中相互联系、不可分割的两个方面，是理法方药在临床上的具体运用。

【临证参考】

辨证论治是中医学的特色。在此特色的指导下，就有了同病异治、异病同治的方法，这是独立于现代医学的特色诊疗理论。

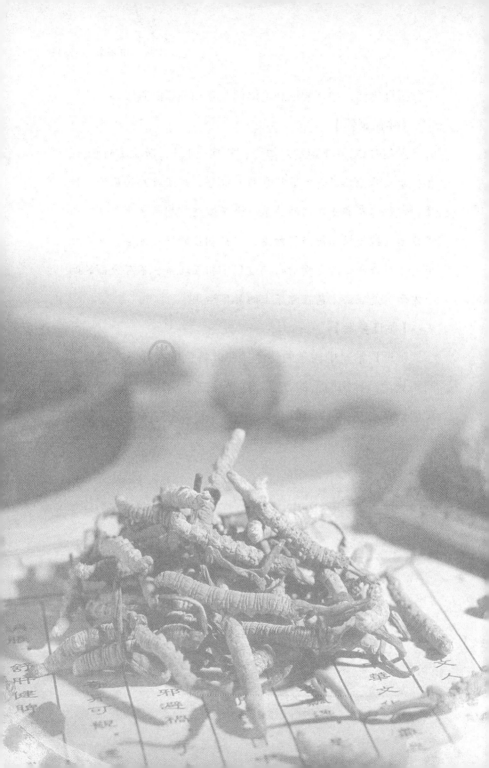

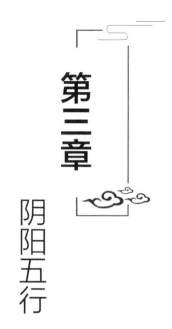

第三章

阴阳五行

　　一阴一阳之谓道。阴阳二分法是中华民族大智慧的体现。五行则是中国人认知自然界的朴素思维方法论。人生需要经历过失败才能从容自若；医者需要深刻自省才能洞悉幽微。

❧ 1. 阴阳五行

【原文释义】

阴阳，指世界上一切事物中都具有的两种既互相对立又互相联系的力量；五行，即由木、火、土、金、水五种基本物质的运行和变化所构成。

【中医延伸】

阴阳与五行两大学说的合流形成了中国传统思维的框架。中医学受到古代哲学等思想的影响，其中：阴阳学说认为世界是在阴阳二气作用的推动下孳生、发展和变化的；五行学说认为木、火、土、金、水是构成世界不可缺少的五种物质，这五种特性相互资生、相互制约，处于不断的运动变化之中。中医学巧妙地把阴阳五行学说运用于对疾病的诊断和治疗，并用于解释疾病的病理变化。

【临证参考】

阴阳五行学说是中医基础理论的基石，中医疾病的病因病机、发展变化、诊断治疗甚至预后，都与阴阳五行学说密切相关。

2. 五味杂陈

【原文释义】

指甜、酸、苦、辣、咸一起涌上心头，体会不出是哪种味道，形容人的心情不好受。

【中医延伸】

中医学中的每味中药都有性味并具有一定的疗效。《素问·藏气法时论》指出："辛散、酸收、甘缓、苦坚、咸软。"具体来讲：辛"能散、能行"，即具有发散、行气行血的作用；甘"能补、能和、能缓"，即具有补益、和中、调和药性和缓急止痛的作用；酸"能收、能涩"，即具有收敛、固涩的作用；苦"能泄、能燥、能坚"，即具有清泄火热、泄降气逆、通泄大便、燥湿、坚阴（泻火存阴）等作用；咸"能下、能软"，即具有泻下通便、软坚散结的作用。

【临证参考】

每味中药都有其性味和归经，性味在一定程度上与中药的功效相关，选药治疗时需要结合其性味和归经，巧妙用药。

3. 五音不全

【原文释义】

五音不全者又称"音盲"，他们通常对音乐缺乏理解，不能正确唱出准确的音高。"宫、商、角、徵、羽"是我国五声音阶中五个不同音的名称，类似现在简谱中的1、2、3、5、6。

【中医延伸】

中医学把五音（宫、商、角、徵、羽）与五行（木、火、土、金、水）、五脏（脾、肺、肝、心、肾）、五志（思、忧、怒、喜、恐）一一对应起来，然后根据脏腑病变的不同，选择和运用合适的"音乐"来影响人体气机的运化，平衡阴阳，调理气血，保持体内气机动态平衡，改善人的健康状况。现代医学认为，根据临床证候特点，选用合适的音乐，能够舒缓病人的紧张情绪，特别是对于焦虑、失眠的患者，音乐疗法确实能够起到一定的作用。

【临证参考】

"百病生于气，止于音"，音乐对于有心神障碍的患者，也不失为一种可以选择的疗法。

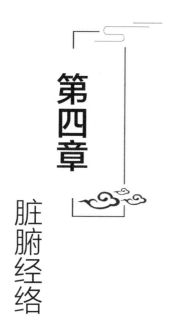

第四章

脏腑经络

　　如果把人体比作大地，则五脏六腑就是大地上巍巍耸立的山峰和绵延起伏的丘陵，而经络则是大小不一的河流，通达山峰和丘陵的脚下。如果说五脏六腑的功能分配是中医学的亮点，那么，经络则可谓中医学的神来之笔。让我们从诸多成语入手，细细体会中医学的博大精深和绚烂多彩。

1. 五脏六腑

【原文释义】

中医学对内脏的总称，包括五脏六腑。此外，还有奇恒之腑，但此五脏六腑并不限于形态学上的五脏六腑，还包括五脏六腑的功能变化。

【中医延伸】

根据《素问·五脏别论》所述："脏"指的是人体内的五脏，即肝、心、脾、肺、肾，其主要功能为化生和贮藏精气；六腑，即胆、小肠、胃、大肠、膀胱、三焦，主要功能为受盛和传化水谷。五脏六腑相互协调，共同完成人体营养物质的吸收，达到气血津液的运化。中医学所讲的五脏六腑，既包括可见形体的、具体的五脏六腑，也包括脏腑的功能，如中医学中所说的心，不但包括心脏本身，还包括心包以及心主神志等功能。

【临证参考】

五脏六腑除了具体的形态脏器和功能外，中医辨证中也有一种方法叫五脏六腑辨证，既可以用来判断病变的脏腑，甚至还可以指导临床用药，比如六腑病变的治疗，根据"六腑以通为用"的原则，大多采用通泄的方法。

2. 剑胆琴心

【原文释义】

出自元代吴莱《岁晚怅然有怀》，比喻刚柔相济，任侠儒雅，既有情致，又有胆识(旧小说多用来形容能文能武的才子)。

【中医延伸】

中医学认为，心者，君主之官，神明出焉。心脏为"君主"，它为人体的司令部，统率全身各脏腑功能活动。胆者，中正之官，决断出焉。中正，即处事不偏不倚，刚正果断之意。剑胆是指勇猛有谋，琴心是指内心温文尔雅。

【临证参考】

要想成为一名好的医生，就得具有剑胆琴心的性格。首先要有一颗琴心，要心系患者，心怀慈悲。同时，要刚正果断，不拖拖拉拉，不含含糊糊，否则轻则延误病情，重则谋财害命。

3. 狼心狗肺

【原文释义】

形容心肠像狼和狗一样凶恶、狠毒，出自明代冯梦龙《醒世恒言》："那知这贼子恁般狼心狗肺，负义忘恩。"

【中医延伸】

《黄帝内经》曰："肺者，相傅之官，治节出焉。""心者，君主之官，神明出焉。"心主行血，肺主气而司呼吸。所以心与肺的关系，实际上是气和血相互依存、相互作用的关系。肺主气，有促进心行血的作用。肺气正常是血液正常循行的必要条件，反之，正常的血液循环，是维持肺呼吸功能正常的基础，故有"呼出心与肺"之说。

【临证参考】

心和肺均位于上焦，生理上密切相关，病理上互相影响。

4. 口是心非

【原文释义】

心口不一致；口上说一套，心里想一套。晋代葛洪《抱朴子·微旨》："口是心非，背向异辞。"

【中医延伸】

中医学认为，每一脏器都有与之对应的七窍，如鼻为肺之窍，耳为肾之窍等。又如心开窍于舌，故舌为心之苗。心有病变，可从舌反映出来。如：心火上炎，则舌尖红，舌糜烂；心血瘀阻，则舌质紫暗或有瘀斑；心神失常，则舌强舌謇，语言障碍等。

【临证参考】

一个人如果出现言不达意，或者胡言乱语，中医学认为其心主藏神的功能失调，治疗往往从心入手。

5. 垂涎三尺

【原文释义】

垂：东西的一头向下。涎：口水。流出来的口水有三尺长。原形容嘴馋到极点。现多形容见了别人的好东西就眼红，并极想弄到手的贪婪样子。

【中医延伸】

中医学认为，脾具有运化水谷、输布精微、统摄津液不使外泄的作用。如果各种原因导致脾阳或脾气受损，致其运化、输布、统摄功能失常，就会导致津液的运行受阻，出现痰浊内阻、唾涎外流等证候。口角不自主流涎一般多见于小孩和老年人，中医学认为与其脾气或脾阳不足有关。

【临证参考】

临床出现口角流涎，小孩一般要考虑与脾胃功能虚弱有关，而老年人则要注意鉴别诊断脑中风病证。

ᕫᕫ 6. 肝胆相照

【原文释义】

肝胆指内心深处；相照即相互能照见。比喻以赤诚之心对待人。

【中医延伸】

中医学有"五脏六腑"的说法，肝脏属于"五脏"的序列，而与之对应的"腑"正是胆。足厥阴肝经与足少阳胆经互为表里。肝主疏泄，具有疏通、条达的特性，胆主贮藏和排泄胆汁。又肝主谋略，为将军之官，胆主决断。肝气调达顺畅，胆汁贮泄有度，肝谋略远大非凡，胆处置游刃有余。反之，胆若闭塞壅阻，肝则郁结阻塞，胆如思前想后，肝则畏缩不前。肝胆只有互相扶持，亲密无间，才能共同完成人体对精微物质的运化和吸收，真可谓"荣辱与共"的器官。

【临证参考】

临床上肝病常可波及胆囊，同时胆囊病变也会影响肝脏功能，治疗时要肝胆兼顾。

ᕫᕫ 7. 投怀送抱

【原文释义】

指投入别人的怀抱以博取欢心，现代多借指投靠。

【中医延伸】

中医学认为，五脏六腑各有所主，一旦有所失司，就会发病。临床上，投怀送抱的现象多有发生。比如主动脉夹层（主动脉内膜破裂，血液流入血管外膜，临床表现为剧烈疼痛、血压下降甚至休克）、肠套叠（临床表现为腹部压痛、反跳痛和腹肌紧张、便血、呕吐）、异位妊娠（临床表现为剧烈腹痛、反复发作、阴道出血，以至休克）、子宫脱垂、胃下垂，这些疾病都是脏腑和组织的异位造成的，且病情相当凶险。

【临证参考】

要警惕症状背后的实质，特别是临床常见的剧烈胸痛、腹痛等。

☁ 8. 牵肠挂肚

【原文释义】

形容十分惦念，放心不下。

【中医延伸】

肠（大肠和小肠）和肚（胃）均属于中医学的六腑（胃、大肠、小肠、三焦、胆、膀胱），它们的主要生理功能是受纳、腐熟水谷，泌别清浊，传化精华，将糟粕排出体外，而不使之存留。六腑以和降通畅为顺。如果大便不通，或者腹泻等，往往会影响到胃的受纳和降浊功能。同样，如果胃的功能失常，也会向下影响到小肠、大肠的功能，即一腑有病，可影响他腑而致病，可谓牵肠挂肚。

【临证参考】

治疗消化系统疾病时，不能头痛医头、脚痛医脚，要注意脏腑整体之间的关系，同时，根据脏腑的不同特性，选用合适的疗法。

9. 厚德载物

【原文释义】

《周易·坤》载："君子以厚德载物。"即重视品德像大地一样能容养万物。旧指道德高尚者能承担重大任务。

【中医延伸】

中医学认为，胃主受纳，具有接受和容纳水谷的功能，就如同大地一样宽厚载物，能海纳百川。胃气平和则饮食正常；胃气逆则呕吐，食入即出；胃气虚则饥不受谷。又胃为水谷气血之海，化生精气，对人体气血津液的生成起着重要的作用，故能承担重大责任。

【临证参考】

胃主受纳，故以通降为顺，临床治疗胃病，多以通降为主。

10. 须髯如戟

【原文释义】

戟，古兵器，长杆顶上附有利刃。髯，面颊上的长须。胡须稠多，又长又硬，像戟一样张开。形容男子相貌威严。

【中医延伸】

中医学认为，肾主骨生髓，其华在发。毛发的生长依靠先天之精（肾精）的滋养，毛发的生长情况反映了肾气的盛衰，故有"发为血之余""精血同源"之说。另外和毛发关系比较密切的另一脏器便是肺，中医学认为"肺主皮毛"。可见毛发的生长与肺、肾密切相关。毛发的生长、分布正常，反映人气血旺盛、肺肾功能协调。如果女子出现胡须，或者上唇、下颌、胸、背、小腹正中部、大腿上部两侧及肛周的毳毛增粗、增多，同时伴有月经稀少、闭经，少数可表现为功能性子宫出血，同时可伴痤疮、面部皮脂分泌过多、声音低粗、阴蒂肥大，出现喉结等男性化征象，中医学认为多与肺气不足、肾之阴阳失调、血热或血瘀有关，要及时诊治。

【临证参考】

毛发的生长、分布异常，要注意肺肾两脏的病变，特别是女性，要提防内分泌功能紊乱。

❧ 11. 明眸皓齿

【原文释义】

出自曹植《洛神赋》，指明亮的眼睛、洁白的牙齿。形容女子容貌美丽，也指美丽的女子。

【中医延伸】

中医学认为，肝主藏血，开窍于目，故"肝受血而能视"。齿为肾之余，肾主骨生髓。目和齿与人体的肝肾密切相关，且肝肾起源相同，生理病理相互影响，自古就有"女子调肝，男子养肾"之说，女子调肝，肝气舒展，肝血充足，则目明，男子养肾，肾精充足，则牙齿坚固。

【临证参考】

要想明眸皓齿，做到骨子里的美丽，就要注意肝肾两脏的调护。

❧ 12. 捶胸顿足

【原文释义】

出自明代李开先《闲居集·昆仑张诗人传》："有告之者，殊不之信也；已而知其实然，捶胸顿足，若不欲生。"捶：敲打。顿：跺。敲胸口，跺双脚。形容非常懊丧，或非常悲痛。

【中医延伸】

中医内科学中有个病名，叫"肝着"，症状为"其人常欲蹈其胸上，先未苦时，但欲饮热，旋覆花汤主之"，是说旋覆花汤可以治疗肝之气血郁滞，着而不行所致的胸部憋闷，常欲深呼吸，这种患者，往往不自觉地捶胸，以达到局部气血运行畅达，气机通畅后方自感舒服。

足又被人们称为"人体的第二个心脏"，通过足底穴位保健按摩能够达到调节全身器官功能、缓解疲劳、提高记忆力、延缓衰老、颐养身心等作用。有节奏地踩脚，配合一定的呼吸吐纳，对全身气血的运行具有良好的推动作用。

【临证参考】

捶胸顿足这个貌似简单的动作，只要合理应用，可以达到强身健体的目的。

13. 屁滚尿流

【原文释义】

明代施耐庵《水浒全传》第六十六回："要和尚烧得头焦额烂，麻婆子赶得屁滚尿流。"形容惊慌或欣喜到极点。

【中医延伸】

中医七情是指人体常见的七种情绪，分别是喜、怒、忧、思、悲、恐、惊。为了与五脏更好地对应，人们就将相似的情绪进行了合并，这样一来，就变成了喜、怒、忧（思）、悲、恐（惊）五种，分别与人体的五脏（心、肝、脾、肺、肾）相对应。肾与惊恐密切相关，肾主藏精、主纳气，所以肾有固摄而不使气血津液无故流失的作用，又肾开窍于前后二阴（肛门及二阴）。一旦受到惊吓，惊恐伤肾，肾失去封藏，二便失禁，故可见屁滚尿流。另外，临床上肾气不足的患者，常常出现大便稀薄、小便清长、夜尿频多等证候，这与中医肾气不足密切相关。

【临证参考】

惊恐伤肾，肾气不固，故大小便失禁或淋漓不止。补肾益精，可在一定程度上改善患者小便失禁、大便稀薄等症状。

14. 鼓腹击壤

【原文释义】

原指百姓吃得饱，有余闲游戏。后用来称颂太平盛世。同"击壤鼓腹"。

【中医延伸】

鼓胀，中医学病名，是指腹部胀大如鼓的一类病证，临床以腹大胀满、绷急如鼓、皮色苍黄、脉络显露为特征，故名鼓胀。根据本病的临床表现，类似于西医学所指的肝硬化腹水，包括病毒性肝炎、血吸虫病、胆汁刺激、营养不良等多种原因导致的肝硬化腹水。鼓胀的病位主要在于肝脾，久则及肾。基本病机为肝脾肾受损，气滞、血瘀、水停腹中。本病多属本虚标实之证。标实为主者，当根据气、血、水的偏盛，分别采用行气、活血、祛湿利水或暂用攻逐之法，同时配以疏肝健脾；本虚为主者，当根据阴阳的不同，分别采取温补脾肾或滋养肝肾法，同时配合行气活血利水。由于本病总属本虚标实错杂，故治当攻补兼施，补虚不忘实，泄实不忘虚。

【临证参考】

鼓胀病相当于现代医学的肝硬化腹水等疾患，治疗以利尿消肿为主，但同时要注意电解质平衡。

ꙮ 15. 丢三落四

【原文释义】

形容做事马虎粗心，不是丢了这个，就是忘了那个。

【中医延伸】

中医学中有"三余"的理论，即：发为血之余，为肾之外华；齿为骨之余，肾主骨生髓，发与齿的生长脱落与肾的精气盛衰密切相连；爪为筋之余，为肝之外华。

另外，中医学还有"四海"之说，即髓海、血海、气海、水谷之海。膻中者，为气之海；脑为髓之海；脾（胃）主受纳水谷，称水谷之海；冲脉上循脊里与十二经脉会聚而贯通全身，为十二经脉之海，又称血海。"四海"功能正常协调，则维持人体正常生命活动，若"四海"功能偏盛偏衰，则出现各种病变。

【临证参考】

"三余""四海"目前主要运用于指导临床诊疗用药，在选用药物时不可丢三落四。

16. 得心应手

【原文释义】

出自《庄子·天道》："不徐不疾，得之于手而应于心。"意思是说心里怎么想，手就能怎么做，一般比喻技艺纯熟或做事情非常顺利。

【中医延伸】

中医学认为，五脏六腑都有与之对应的经络循行。心为一身之主，其有关的经络有手少阴心经和手厥阴心包经。手少阴心经，从心系上肺，斜出腋下，沿上臂内侧后缘，过肘中，经掌后锐骨端，进入掌中，沿小指桡侧至末端，经气于少冲穴处与手太阳小肠经相接。手厥阴心包经起于胸中，出属心包络，向下穿过膈肌，络于上、中、下三焦。其一分支从胸中分出，出胁部当腋下 3 寸处天池穴，向上至腋窝下，沿上肢内侧中线入肘，过腕部，入掌中，沿小指桡侧至末端少冲穴。另一分支从掌中分出，沿无名指尺侧端行，经气于关冲穴与手少阳三焦经相接。

按照循行路线，心经均在手部有经络经过。中医学理论认为，心主血脉，与血液的运行密切相关。长期坚持拍手，可促进气血通畅，增加机体热度，从而增强体质，预防多种慢性病。同时，早晚各拍手一次，能起到养心活络的功效。

【临证参考】

每日定时搓手或拍手，以自我感觉发热为度，具有一定的养生保健作用，特别是对心血管系统的疾患具有很好的预防作用。

17. 垂手可得

【原文释义】

两手下垂就得到了，形容毫不费力就能得到。

【中医延伸】

说到垂手，人们自然想到刘备耳大双手过膝的形象，外表显示他仁义而有福。但在医学界看来，四肢细长，蜘蛛指（趾），双臂平伸指距大于身长，双手下垂过膝，上半身比下半身长，往往要警惕患有马凡氏综合征的可能。

在中医学中真的有一个穴位"垂手可得"。中医学中有个风市穴，属于足少阳胆经穴位。在大腿外侧部的中线上，直立垂手时，位于中指尖处。按摩该穴位，可以起到运化水湿、祛风湿、通经络、止痹痛的作用。现多用于治疗中风后遗症、小儿麻痹后遗症、坐骨神经痛、膝关节炎、荨麻疹等。

【临证参考】

风市穴取穴方便，垂手可得，具有一定的保健作用，不妨多按摩此穴，起到无心插柳柳成荫的作用。

18. 命悬一线

【原文释义】

出自叶赫那拉·图鸿的《乾隆皇帝》，原意是指生命垂危或处境十分危险。

【中医延伸】

在中医学的穴位中，有一个命悬穴，它属于头颈部奇穴，位于口腔前庭，上唇系带中央，上有血管和神经分布。定位该穴位时，将上唇翻起，在上唇系带中央取穴，一般针刺或放血，强刺激，具有苏厥醒神作用。该穴位常用于治疗神昏谵语、癫狂、小儿癫痫、卒中恶、神识错乱的患者，与按压昏迷患者人中穴具有异曲同工之妙。

【临证参考】

一旦使用命悬穴，说明病情往往十分危重或凶险，真可谓命悬一线。

❧ 19. 任督二脉

【原文释义】

任督二脉为中医学中重要的两条经络循行路线。武侠小说中，打通任督二脉往往是练武之人必须经历的阶段，甚至说打通了任督二脉，武功就能突飞猛进，被视为武林界的神话。

【中医延伸】

任督二脉原属于奇经八脉，在中医学经络理论中，任脉起于胞中，行于腹面正中线，其脉多次与手足三阴及阴维脉交会，能总任一身之阴经，故称为"阴脉之海"，又与女子妊娠有关，故有"任主胞胎"之说。督脉也起于胞中，行于背部正中线，其脉多次与手足三阳经及阳维脉交会，能总督一身之阳经，故称为"阳脉之海"。又督脉行于脊里，上行入脑，并从脊里分出属肾，它与脑、脊髓、肾又有密切联系。

任督二脉统帅全身阴阳经络，具有渗灌津液、运行气血的作用，也就是说，任督二脉分别对十二正经中的手足六阴经与六阳经起着主导作用，任督通则百脉皆通。

【临证参考】

任督二脉总统全身阴阳经络，地位重要，但也要科学地对待任督二脉的功能作用，不要迷信武侠小说里的"奇思妙想"。

20. 一源三歧

【原文释义】

中医术语，奇经八脉中的督、任、冲脉皆起于胞中，同出会阴后走向各异，故称为"一源三歧"。

【中医延伸】

督脉行腰背正中线，上至头面，凡腰背诸疾，多与督脉有关；任脉行于腹部正中线，上抵颏部，与男女的生殖机能密切相关，故任脉的病候表现于男女各科病证，男子以疝病多见，女子以带下、瘕聚病证居多，诸如石瘕、不月等；冲脉与足少阴肾经相并上行，环绕口唇，还与气机升降运行相联系，若发生病理变化，可出现腹气上逆、腹痛里急的病候特点。

【临证参考】

任、督、冲脉是人体重要的经络，贯通全身上下，牵一发而动全身。

21. 顶天立地

【原文释义】

头顶青天，脚立大地。形容光明正大、形象高大、气概豪迈。

【中医延伸】

顶天者，头也；立地者，足也。中医学认为，人体 14 条经络，有手三阳经、足三阳经和任督二脉共 8 条经脉循行起于或止于头面，故中医学有"头为诸阳之会，脑为精明之府"之说。另有五官均分布于头，分别对应于五脏，凡五脏精髓之血，六腑诸阳之气，皆上注于头。头内存脑髓，分布神经系统，所以为人体的司令部。

人有脚，犹如树有根。树枯根先竭，人老脚先衰。脚对人体起着重要的养生保健作用。人体十二正经中，有六条经脉即足三阴经和足三阳经分布到足部。足部为足三阴经之始，足三阳经之终。奇经八脉中的阴跷脉、阳跷脉、阴维脉、阳维脉，也都起于足部，冲脉有分支到足部，从而加强了足部与全身组织、器官的联系。

【临证参考】

热从头上起，寒从足下生。做好"顶天立地"的工作，对养生保健起着至关重要的作用。

22. 顺藤摸瓜

【原文释义】

摸：寻找。顺着瓜藤去摸瓜。比喻按照某条线索查究事情。

【中医延伸】

在中医学理论中有循经取穴的方法，即取穴疗病时，根据

"经脉所通，主治所及"的原理来选取相应的穴位治疗疾病。它是选穴的基本原则。在临床主要指头面、躯干、脏腑方面的病证取用相关经脉四肢部的远道穴，但也包括病证所在的局部和邻近部经穴，故可分为循经远取和循经近取两类。

【临证参考】

循经取穴除了选取穴位外，也可用于疾病的治疗。

23. 三足鼎立

【原文释义】

像鼎的三只脚一样，各立一方。比喻三方面对立的局势。

【中医延伸】

人体下肢分布着很多常用的穴位，如足三里，为足阳明胃经之合穴，是五输穴之一，为胃经要穴，位于足阳明胃经循行线上，膝眼下三寸旁开一横指，具有理脾胃、调气血、主消化、补虚弱之功效。

三阴交，是三条阴经（足太阴脾经、足厥阴肝经、足少阴肾经）的交会点，在小腿内侧，脚踝骨的最高点往上三寸处，可健脾益血、调肝补肾，另外还有安神、促进睡眠的效果。

血海穴，屈膝在大腿内侧，髌底内侧端上 2 寸，当股四头肌内侧头的隆起处，具有活血化瘀、补血养血、引血归经之功效。

【临证参考】

无论是保健作用，还是治疗作用，上述三个穴位临床都比较常用。

☁ 24. 人中之龙

【原文释义】

形容杰出的、非凡的人才。出自《晋书·宋纤传》："吾而今而后知先生人中之龙也。"

【中医延伸】

人中穴位于人体鼻唇沟的中点，是一个重要的急救穴位，位于上嘴唇沟的上三分之一与下三分之二交界处，具有醒神开窍、调和阴阳、镇静安神、解痉通脉等功用，为昏厥急救要穴，主治癫狂痫、中风昏迷、小儿惊风、面肿、腰背强痛等症。

【临证参考】

掐人中、按摩人中穴，已经成为院前急救的主要方法之一，临床常见于救治癫痫抽搐、中风昏迷、中暑等。

☁ 25. 屈指可数

【原文释义】

掰着手指就可以数清楚，形容数量稀少。

【中医延伸】

中医学中有些穴位的选取与某一肢体所采取的姿势或者体位有关，屈指握拳时可以量取穴位，常见的如劳宫穴，在掌心横纹中，屈指握拳时中指指尖所点处，按摩它能起到清心和胃、消除面疮的作用。第二个屈指可取的穴位为鱼际穴，位于手掌面第一掌骨中点，大拇指下隆起处，有泻热宣肺、散瘀润肤的作用。第三个屈指可取的穴位为少府穴，在屈指握拳时，小拇指指尖所点处，有清心泻火、活血润肤的作用。

【临证参考】

上述三个穴位均具有清热作用，常用于外感热病的刮痧、按摩等治疗。

26. 脉络分明

【原文释义】

脉络，中医学对动脉和静脉的统称，引申为条理或头绪。比喻有条有理或做事有条不紊。出自宋代朱熹《中庸章句集注》："川流者，如川之流，脉络分明而往不息也。"

【中医延伸】

中医学认为，经络是运行气血、联系脏腑和体表及全身各部的通道，是人体功能的调控系统。经络学也是人体针灸和按摩的基础，是中医学的重要组成部分。经络系统由十二经脉、奇经八脉、十五络脉和十二经别、十二经筋、十二皮部及许多孙络、浮络等组成。其各有各的循行路线，可谓脉络分明。

【临证参考】

经络学说在中医学诊疗体系中起着重要的作用，有谚语曰：学医不知经络，开口动手便错。

27. 虎口脱险

【原文释义】

在危险的关键时刻能脱离险境，保住自身安全。

【中医延伸】

虎口在中医学中是合谷穴的俗称，合谷穴是人体腧穴之一，属于手阳明大肠经之原穴。此穴在手背第一、第二掌骨间，当第二掌骨桡侧的中点处，有镇静止痛、通经活络、解表泄热的作用。临床上主要用于配合治疗头痛、发热、目赤肿痛、口眼歪斜、耳聋、经闭、滞产等病证。

【临证参考】

合谷穴又叫虎口穴，位置易找，为针灸临床常用穴位，有"腰背委中求，面口合谷收"之说，说明治疗头面诸疾多用到合谷穴。

❧ 28. 汗流浃背

【原文释义】

浃：湿透。汗水流得满背都是。形容非常恐惧或惭愧，现也形容流汗很多，衣服都湿透了。

【中医延伸】

中医学中有华佗夹脊穴，在背腰部，当第一胸椎至第五腰椎棘突下两侧，后正中线旁开 0.5 寸，一侧 17 个穴位。穴下有皮肤、皮下组织、浅肌层（斜方肌、背阔肌、菱形肌、上后锯肌、下后锯肌）、深层肌（竖脊肌、横突棘肌）。分布有第一胸神经至第五腰神经的内侧皮支和伴行的动、静脉。深层布有第一胸神经至第五腰神经后支的肌支，肋间后动、静脉背侧支的分支或属支。其中上胸部穴位治疗心肺、上肢疾病，下胸部穴位治疗胃肠疾病，腰部的穴位治疗腰、腹及下肢疾病。第一胸椎至第三胸椎主治上肢疾患，第一胸椎至第八胸椎主治胸部疾患，第六胸椎至第五腰椎主治腹部疾患，第一腰椎至第五腰椎主治下肢疾患。

【临证参考】

华佗夹脊针灸疗法又叫夹脊针疗法，是一种主治范围比较广、效果显著、有多种运用手法、主要用来调整脏腑机能的中医治疗方法。

～ 29. 奇经八脉

【原文释义】

奇经八脉是任脉、督脉、冲脉、带脉、阴跷脉、阳跷脉、阴维脉、阳维脉的总称。

【中医延伸】

中医学中的奇经八脉与十二正经不同,既不直属脏腑,又无表里配合关系,其循行属于别道奇行,故称奇经。奇经八脉具有沟通十二经脉之间的联系,同时对十二经气血有蓄积渗灌等调节作用。目前认为任脉为阴脉之海,督脉为阳脉之海,冲脉为气血之要冲,带脉绕腰一周,起到约束诸脉的作用。

【临证参考】

奇经八脉作为经络系统的一部分,在临床取穴用药中具有一定的指导意义。

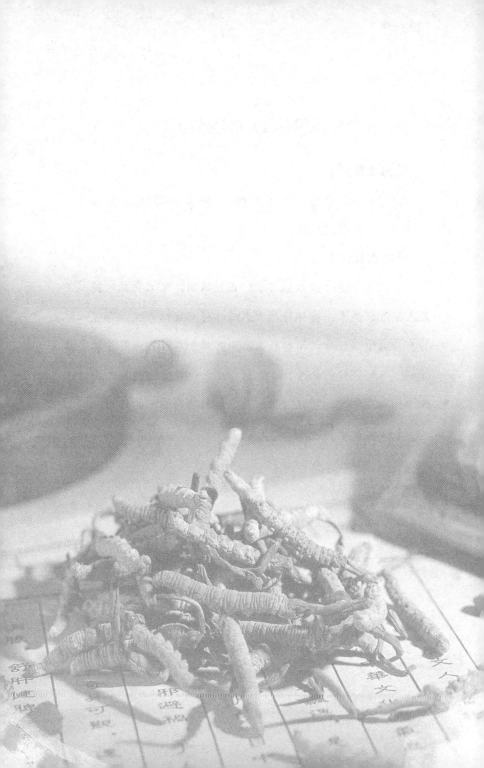

第五章

病因病机

　　人间，任何一个结果都可以找到原因，疾病也是如此。当我们不幸患病，总是可以循着蛛丝马迹找到相应的发病原由。在中医学的视野里，病因被分成三大类：风、寒、暑、湿、燥、火等六淫构成的外因；喜、怒、忧、思、悲、恐、惊等七情构成的内因；还有金创、虫蛇猛兽或跌仆损伤导致的不内外因。三因分类，简洁明了，纲举目张。

　　所谓病机，就是疾病发生发展的机理机制，从总体上看，包括阴阳失调和邪正盛衰两方面。简单地说，病因就是发病的点，病机就是疾病发展变化的线。

1. 七寸六分

【原文释义】

原指筷子的标准长度是七寸六分。

【中医延伸】

中医学认为，筷子的七寸六分和人体的七情六欲有关。平常所说的"七情"指的是"喜、怒、忧、惧、爱、憎、欲"七种情绪。中医学中的七情指"喜、怒、忧、思、悲、恐、惊"七种情志，人有七情，以示与动物有本质的不同。"六欲，生、死、耳、目、口、鼻也"，可见六欲是泛指人的生理需求或欲望。人要生存，要活得有滋有味，有声有色，于是嘴要吃，舌要尝，眼要观，耳要听，鼻要闻，这些欲望与生俱来，不用人教就会。后来有人把这概括为"见欲、听欲、香欲、味欲、触欲、意欲"六欲。

【临证参考】

古人拥有大智慧，简单的一双筷子，折射出人们对情感和欲望等的高尚追求。

2. 因地制宜

【原文释义】

出自汉代赵晔《吴越春秋·阖闾内传》，指根据各地的具体情况，制定适宜的办法。

【中医延伸】

中医诊治疾病，讲究辨证论治。不同的体质、不同的时令、不同的地域，其发病的特点、证候、预后、转归及用药也可能完全不同，这就是中医学所说的三因（因时、因地、因人）制宜之一。

中医学强调因地制宜治疗疾病，因为不同的地区所引起的疾病各不相同，同样的疾病，治疗方法也不尽相同，比如同样是外感，北方则多用辛温发散药，而东南地区，则多用辛凉解表药，这就是因地制宜原则在中医学中的具体应用。

【临证参考】

在临证辨证中要结合发病的地域，采用合适的治疗方法，这样才能因地制宜，提高临床疗效。

3. 乐极生悲

【原文释义】

指纵乐过度或欢乐到了极点，就会走到它的反面，招来伤悲或导致可悲事件的发生，简单一点讲，高兴到极点时，可能发生使人悲伤的事。

【中医延伸】

中医学认为，人体有喜、怒、忧、思、悲、恐、惊七种情志变化，心主喜属火，肺主悲属金，正常情况下火能克金，喜能克制悲伤，但若心气过亢，则不但克金，甚至侮于金，故生悲愁。乐与悲属于中医学中的阴与阳，平时它们之间互相配合、互相制约，共同控制着人体情绪的平稳。当快乐或痛苦中的任何一方的刺激表现强烈时，就会越过边界骚扰到对方。

【临证参考】

遇到刺激时，要做到处事不惊，沉着应对，否则大喜大悲，容易出现情绪反常。

4. 空穴来风

【原文释义】

语出战国宋玉《风赋》，原义为有了洞穴才有风进来，比喻消息和传闻的产生都是有根据的。

【中医延伸】

中医学中的风有外风和内风的区别。外风指自然界中的风，正常情况下不会引起疾病，但过强的邪风，也会导致疾病。内风是指体内的阴阳平衡失调引起的风，比如阴虚风动、火热生风、血虚生风等。

中医学认为，正气存内，邪不可干，邪气入内，正气必虚。就比如当人体的抵抗力下降时，人体极易受到风热或者风寒的侵袭，就会发生感冒、鼻炎、风湿性关节炎、面瘫等疾病，此属于外风所致，为外风入侵。如果体内阴阳严重失调，一方不能维系另一方，导致阴阳的背离，也会产生中风（内风），常见的如高血压脑病、脑溢血、糖尿病深昏迷、高热惊厥等，属于内风自生。上述疾病的证候，都有起病较急、病情变化迅速等特点，也同中医学中风邪"善行易变"的特性密切相关。

不管是外风还是内风，关键在于安内。内一安则疾病自除，对于感冒、鼻炎、风湿性关节炎、哮喘等患者，可以通过针灸、按摩、敷贴等方式，增强机体的抵抗力，发病的概率就会大大降低。对于内风，也能通过调节机体的阴阳平衡，使得内风没有发生的条件，达到治病防病的目的，所以要祛风，必先安内。

【临证参考】

不管是外邪所致的外风，还是阴阳失调所致的内风，都要注意增强机体的抵抗力，做到正盛不受邪。治疗也要本着攘外必先安内的理念，特别是对内风的治疗尤其如此。

✨ 5. 势不两立

【原文释义】

指敌对的双方矛盾尖锐，不能同时存在，现比喻矛盾不可调和。

【中医延伸】

中医学认为，元气与火势不两立，其来源于金元医家李东垣《脾胃论》，他说，"火之与气，势不两立，火胜则乘其土位，此所以病也"。正常情况下，元气与阴火是相互资生、相互制约的。脾胃损伤，元气不充，则可引起气与火的关系失调。对于治则，他提出"惟当以辛甘温之剂，补其中而升其阳，甘寒以泻其火则愈"，创立了著名的补中益气汤。

【临证参考】

补中益气汤是临床上常用的方剂，广泛运用于治疗临床虚证如脾虚下陷、虚劳发热等。

6. 水落石出

【原文释义】

出自宋代欧阳修《醉翁亭记》："野芳发而幽香，佳木秀而繁阴，风霜高洁，水落而石出者，山间之四时也。"

【中医延伸】

现代医学认为，结石的形成与饮食密切相关，特别是夏季出汗多，排尿少，胆汁、尿液浓缩；同时夏季紫外线照射多，人体合成的维生素A、维生素D增加，这些维生素能促进肠道钙的吸收，从而使血液中和尿液中的含钙量增加。尿液浓缩再加上含钙量增高，使得夏天更容易形成结石。

中医学有"水枯身停"的理论。人体津液不足，痰浊、瘀血、结石等有形之邪容易瘀阻在体内，故要减少结石的形成，就要补充水分。所以肾结石患者多喝水，而且每天要喝

2 000～3 000毫升，目的是加快尿液的排出，把在肾脏中沉淀和积聚的钙质、杂物排出体外，不至于形成结石。但是，并不是所有的肾结石患者都可以多喝水。当结石直径超过1厘米时，结石基本不可能通过输尿管和尿道自行排出。大结石在向下移动的过程中，常常会嵌顿于狭窄处，造成梗阻。如果多喝水，便会对泌尿系统造成较大的压力，甚至引起肾积水。

【临证参考】

结石患者，首先要明确结石的性质、部位、形成原因等，然后科学地饮水或者服用药物，方能起到很好的防治作用。可见只有科学喝水预防，才能避免结石的生成。

7. 四体不勤，五谷不分

【原文释义】

四体指人的两手两足；五谷通常指稻、黍、稷、麦、菽。指不参加劳动，不能辨别五谷。形容脱离生产劳动，缺乏生产知识。出自《论语·微子》："丈人曰：'四体不勤，五谷不分，孰为夫子？'"

【中医延伸】

中医学认为，过度的劳累，包括劳力过度、劳神过度、房劳过度和久作伤损均可导致疾病。劳力过度伤肝脾，劳神过度伤心脾，房劳过度伤肾，久作伤损伤形体，故劳作要适可而止，不可妄自作劳。

同时，过度安逸也会导致气血津液的运行受阻，津液代谢失常，痰浊瘀血内阻，形成有形之邪，如：四体不勤，则会出现肌肉萎缩、水肿等；胡吃海喝，饮食不节，则会出现浮肿、纳差、乏力、腹泻等。

【临证参考】

饮食和劳动对一个人的生长发育非常重要，一个都不能少。

8. 七荤八素

【原文释义】

《礼记·内则》记载有"八珍七素"，"八珍"包括肉酱盖浇大米饭、肉酱盖浇黄米饭、烤猪里脊肉、酒渍牛肉、烘烤牛肉、牛羊猪肉烙米饭、五香牛肉干、烤狗肝等。至于"七素"之说，在古代文献中并没有明确记载。在民间，"七素"一般是指青菜、萝卜、番薯、芋头、南瓜、蘑菇、豆腐。在漫长的语言实践中，慢慢转化为七荤八素。

【中医延伸】

中医学认为，饮食与疾病的发生密切相关，过饱、过饥、饮食偏嗜均可引起疾病。目前，随着人们生活质量的提高，由饥饿引起的疾病较为少见，由过饱引起的疾病逐渐增多，其中饮食过于精细引起的疾病如痛风、糖尿病等，日益受到人们的重视。同时中医学认为，膏粱厚味，容易导致湿热内生、瘀血内阻，引发痤疮、疔疥之类的疾病。

【临证参考】

在饮食中讲究阴阳平衡、荤素搭配，才能保证人体需要的营养，呵护健康。

9. 颜筋柳骨

【原文释义】

"颜"指颜真卿，"柳"指柳公权。他们都是中国书法史上著名的楷书四大家中的人物。"颜筋柳骨"是说他们二人的风格像筋、骨那样挺劲有力而又有所差异。

【中医延伸】

中医视野里的筋，就是附着于骨骼上的筋膜，具有很强的韧性。中医学有肾主骨、肝主筋之说，故有筋骨之称。中医学又有肝肾同源之说：在先天，肝肾共同起源于生殖之精；在后天，肝肾共同受肾所藏的先后天综合之精的充养。肝肾同源于精血意即肝肾的结构和功能体系通过"精血"这一中心环节而密切相关。

【临证参考】

临床上辨证属于筋骨方面的疾患时，处方用药要注意到肝肾同补的原则。

❧ 10. 病从口入

【原文释义】

疾病多由饮食不慎而引起传染。又作"病由口入"。语出晋代傅玄《口铭》："病从口入，祸从口出。"

【中医延伸】

中医学在病因病机中专门对饮食致病作了详细的论述：如饮食偏嗜——嗜酸伤记忆，嗜甜伤心，嗜苦伤脾胃，嗜辣上火，嗜咸伤肾等；如饮食不洁损伤脾胃，饮食过饱伤胃等。可见，饮食失常对人体疾病的发生起着重要的作用，即病从口入。

【临证参考】

日常饮食中要做到饮食结构合理、咸淡适宜，防止病从口入。

❧ 11. 五颜六色

【原文释义】

狭义之五颜是指金、银、铜、铁、锡五颜，六色是指三原色和三间色，即红、黄、蓝和橙、绿、紫。不同颜色的组合，最终可以形成多种系列的五颜和六色。

【中医延伸】

在中医学养生理论中,根据五行(木、火、土、金、水)学说,把自然界五味(酸、苦、甘、辛、咸)、五色(绿、红、黄、白、黑)与众多的事物属性联系起来。特别是饮食方面,如绿色养肝、红色补心、黄色益脾胃、白色润肺、黑色补肾之说。生活中人们常常运用保健养生类的食物辅助治疗一些慢性病。现代医学认为不同颜色的蔬菜或水果,其所含的微量元素等不同,对不同的脏器具有不同的补益作用。

【临证参考】

日常饮食中食物种类要做到尽可能广泛,不宜偏嗜某一种食物。

12. 察言观色

【原文释义】

留意观察别人的话语和神情,多指揣摩别人的想法。出自《论语·颜渊》:"夫达也者,质直而好义,察言而观色,虑以下人。"

【中医延伸】

中医诊治疾病时,讲究四诊(望、闻、问、切)合参,其中有"望而知之谓之神""闻而知之谓之圣""问而知之谓之工""切而知之谓之巧"的说法。可见察言观色在患者疾病诊治中起着重要的作用。目前中医望诊的主要内容有神、色、形、态、舌象、络脉、皮肤、五官九窍等情况以及排泄物、分泌物的形、色、质、量等。通过上述各项指标的观察，确定疾病的诊断并予以治疗。

【临证参考】

中医临证特别强调察言观色，分辨病情，并给予相应的治疗。

✿ 13. 不合时宜

【原文释义】

指不适合时代形势的需要，也指不合世俗风尚。

【中医延伸】

中医学认为，疾病的发生、发展与转归受多方面因素的影响，如时令气候、地理环境、体质强弱、年龄大小等。因而在治疗上须依据疾病与气候、地理、病人三者之间的关系，制定相适宜的治疗方法，才能取得预期的治疗效果。如果不合时宜，疗效往往欠佳，甚至会出现相反的作用。所以中医讲究辨证论治，恰当地结合时令、季节、气候等，给予个性化的治疗，往往疗效较佳。

【临证参考】

中医诊治疾病，要结合天时、地利、人和，发挥医学的最大治疗作用。

14. 为所欲为

【原文释义】

为：做。欲：指做想做的事。本指做自己想做的事。后指很随意，想干什么就干什么（一般含贬义）。

【中医延伸】

中医学认为，肝主疏泄，具有疏通、畅达全身气机的作用，包括促进精血津液的运行输布、脾胃之气的升降、胆汁的分泌排泄以及情志的舒畅等功能。肝脏喜欢顺畅调达，讨厌压制抑制，喜欢为所欲为，不喜欢被别人指手画脚，否则就会出现肝气郁结、肝气犯胃、肝火上炎等证候。

【临证参考】

中医临床治疗与肝脏有关的疾病时，要考虑到肝喜调达的特性，要以顺畅肝气为主。

15. 饮水思源

【原文释义】

喝水的时候想起水是从哪儿来的。比喻不忘本。出自北周庾信《徵调曲》："落其实者思其树，饮其流者怀其源。"

【中医延伸】

中医学认为，水属于津液的一部分。津液的生成、输布和排泄，是一个涉及多个脏腑一系列生理活动的复杂的生理过程。水（津液）来源于饮食，是通过脾、胃、小肠和大肠消化吸收饮食中的水分和营养而生成的。津液的生成取决于如下两方面的因素：其一是充足的水饮类食物，这是生成津液的物质基础；其二是脏腑功能正常，特别是脾胃、大小肠的功能正常。其中任何一方面因素的异常，均可导致津液生成不足，引起津液亏乏的病理变化。

【临证参考】

临床对于水饮病的治疗，要根据引发的原因，从肺、脾、肾、三焦等分别论治。

16. 趁虚而入

【原文释义】

趁：当，乘着。趁力量虚弱时侵入。出自北宋张君房《云笈七签》："将至所居，自后垣乘虚而入，径及庭中。"

【中医延伸】

"正气存内，邪不可干""邪之所凑，其气必虚"，这两句话是从正反两方面来说明同一个问题，即人体的正气强，人就不易得病，人体的正气弱，人就容易得病。由此可见，对于人的健康来说，正气是起决定作用的。这是我国预防医学的最早表述，也是我国预防医学的总则。

【临证参考】

这个总则，对于现代社会的养生保健来说，依然具有借鉴意义。

ꙮ 17. 一窍不通

【原文释义】

窍：洞，指心窍。没有一窍是贯通的。比喻一点儿也不懂。

【中医延伸】

中医学认为，人有七窍，即指头面部七个孔窍（眼二、耳二、鼻孔二、口）。七窍不但有自己的单独功能，比如眼能视、耳能闻、鼻能嗅等，同时，七窍还与人体的脏腑密切相关，比如肝开窍于目、肾开窍于耳等，肝脏的疾患会影响到目，目的病变，也可反过来影响肝的功能。另外，七窍如果加上前后二阴，则为九窍。

【临证参考】

中医对于外邪闭阻之证的治疗，多用通窍的方法，如宣通鼻窍、醒脑开窍等。

18. 一劳永逸

【原文释义】

辛苦一次，把事情办好，以后就可以不再费力了。出自汉代班固《封燕然山铭》："兹可谓一劳而久逸，暂费而永无宁者也。"

【中医延伸】

中医学在论述引起疾病的病因病机时，往往会提到劳累及安逸对人体的影响，劳累分为：①劳力过度。指劳动用力过度。临床上，劳力过度，主要伤及营卫气血，就脏腑而言，以脾、肺、肝为主。②劳神过度。指思考过度，劳伤心脾。③房劳过度。指性生活不节，房事过度。安逸过度亦称过逸，指过度安闲、不劳动、不运动。如长期不劳动、不锻炼，易使气血运行迟缓，脾胃功能减弱，而出现呼吸气短、言语无力、纳呆食少、倦怠乏力等症状。

【临证参考】

要掌握好劳作与休息、动与静的度，求"小劳"避"大疲"，这样才能健康长寿。

19. 雕肝琢肾

【原文释义】

比喻写作的刻意锤炼。出自唐代韩愈《赠崔立之评事》："劝君韬养待征招，不用雕琢愁肝肾。"

【中医延伸】

中医学特别强调肝和肾的关系，一直有肝肾同源、乙癸同源之说，说明肝肾之间关系密切，因为肝藏血，肾藏精，精血同源，相互滋生和转化；另外肝与肾内寓相火，而相火源于命门，若出现肝肾亏虚或相火过亢，亦常肝肾同治。

【临证参考】

中医根据五行学说，有个治疗方法叫滋水涵木，便是肝肾同治的例子。

20. 长吁短叹

【原文释义】

因伤感、烦闷、痛苦等不住地唉声叹气。形容发愁的神情和状态。

【中医延伸】

中医学认为，呼、笑、歌、哭、呻五种声音与五脏相关。

如肝在声为呼，心在声为笑，脾在声为歌，肺在声为哭，肾在声为呻。如果五脏精气特别足，它的神明才能显现出来。如果肝气被郁，就会发出叹气、叹息声，发这种声音是一种自救，可以缓释肝气的压力。又比如呻，就是伸发之意。一般人在疼痛、受伤、自虐、过度虚弱的时候有可能发出这种呻吟的声音。

【临证参考】

中医闻诊中有闻声音，即听是否有叹息声、呻吟声等。

🌀 21. 回光返照

【原文释义】

日落时由于反射作用而发生的天空中短时间发光的现象。也比喻事物衰亡前出现的短暂的兴旺现象。

【中医延伸】

中医学认为，阴阳平衡，人体才能健康地生长，任何一方的虚损或者亢盛，均可引起人体的不适，在所有阴阳失调的类型中，阴阳离决是最为危险的类型，其可能出现阴阳格拒、阴不敛阳等短暂的回光返照的情况。

【临证参考】

回光返照属于临终前的预兆，系阴阳离决引起，预后欠佳。

22. 心中了了

【原文释义】

了了，指明白，清清楚楚，通达。语出晋代袁宏《后汉纪·献帝纪》："小时了了者，至大亦未能奇也。"后代渐渐演化出"心中了了"一词。

【中医延伸】

中医切脉时常有"心中了了，指下难明"之感。脉象的种类繁多，作为中医师，首先做到"心中了了"，并非易事，必须加强理性认识，只有从理论上掌握各种脉象的要素（包括脉搏形象和所主病证），再结合切脉的经验，才能比较清楚地认识各种不同脉象。脉象通常按照位、数、形、势四个方面加以分析归纳。因此，达到"指下明"，必须多练指感，通过反复操练，细心体察，对脉搏的部位、至数、力度、长度、宽度、流利度、紧张度、均匀度等方面，多作比较体会，形成一个比较完整的感受。

【临证参考】

脉诊是中医四诊之一，掌握该技术需要一定的练习。

❧ 23. 官官相护

【原文释义】

指官员之间互相包庇。

【中医延伸】

中医学认为，五官与人体五脏息息相关。口是食物进入的门户，故与脾胃相关。鼻子是呼吸的通道和器官，故与肺相关。眼睛是最重要的感觉器官，所谓"肝开窍于目"，眼睛与肝脏密切关联。耳朵是听觉器官，所谓"肾开窍于耳"，因而得肾病的人往往会出现耳聋、耳鸣症状，反之，如果听力敏锐，说明肾的功能较好。舌头是味觉器官，与心脏关联。

【临证参考】

一般说来，临床上判断一个病人病情预后与转归，有一个基本的指标那就是看这个病人的胃口，也就是中医说的"胃气"。如果胃口尚可甚至颇好则此病人即便暂时看起来病情严重，预后也是好的；相反，如果病人胃口很差，对任何食物都提不起兴趣，则此病人的预后多半不佳。

🌀 24. 食不厌精，脍不厌细

【原文释义】

厌：满足。脍：细切的肉。粮食舂得越精越好，肉切得越细越好。形容食物要精制细做。

【中医延伸】

中医学认为，胃主受纳，腐熟水谷（接受容纳，初步消化食物）。脾主运化，运即传运输送；化，即消化吸收。脾主运化，是指脾具有把水谷化为精微，并将精微物质传输至全身的生理功能。小肠具有受承、化物和泌别清浊生理功能。受承、化物是指小肠接受经胃初步消化的饮食物，并对其作进一步的消化，将水谷化为精微；泌别清浊是指小肠将经过进一步消化的饮食物，分别为水谷精微和食物残渣两部分，并将水谷精微吸收，将食物残渣向大肠输送，同时，也吸收大量的水液。大肠主要有传化糟粕与主津的生理功能。大肠接受由小肠下传的食物残渣，吸收其中多余的水液，形成粪便。另外大肠吸收水液，参与体内的水液代谢，故说"大肠主津"。可见，饮食的消化吸收，与中医所说的脾胃、大小肠有着密切的关系。食物要做到精细，才能不会损伤脾胃和大小肠。

【临证参考】

中医讲究进食时要细嚼慢咽，才能有助于营养物质的吸收，但随着人们生活水平的提高，过分地追求精细食物，反而对身体不利。

25. 六淫七情

【原文释义】

中医学术语。六淫，即指外感的不正之气，包括风、寒、暑、湿、燥、火。七情指内伤，包括喜、怒、忧、思、悲、恐、惊。

【中医延伸】

中医学把引起疾病的原因作了分类，即外感性致病因素、内伤性致病因素和其他致病因素三大类。风、寒、暑、湿、燥、火本为自然界正常的气候变化，不会导致疾病，但在异常情况下，或者过分强烈时，往往引起人体阴阳失调，故称外感六淫，属于外感性致病因素。喜、怒、忧、思、悲、恐、惊为正常的情志变化，不会导致疾病，但长期持久的刺激，也会引起疾病，故称内伤七情，属于内伤性致病因素。其他的如饮食劳倦、跌仆金刃以及虫兽所伤等属于其他致病因素，也即不内不外因。

【临证参考】

在中医学中，六淫七情属于致病的主要病因，六淫偏向于导致外感性疾病，七情偏向于引发情志内伤类疾病。

第六章

诊断治疗

在中医学的视野里，疾病有很多的治疗方法，比如中药汤剂、针灸、推拿、气功导引等。但无论治疗的方法有多么丰富，诊断都是其前提。先贤们发明了望、闻、问、切四种诊断方法，如果能够娴熟运用，自然可以对疾病有更为细致入微的把握，解决它也就不在话下了。

1. 望闻问切

【原文释义】

出自《难经》第六十一难，系中医诊治疾病的手段和方法。

【中医延伸】

经言：望而知之者，望见其五色，以知其病。闻而知之者，闻其五音，以别其病。问而知之者，问其所欲五味，以知其病所起所在也。切脉而知之者，诊其寸口，视其虚实，以知其病，病在何脏腑也。经言：以外知之曰圣，以内知之曰神，此之谓也。

中医诊断疾病的方法中：望是观察病人的发育情况、面色、舌苔、表情等；闻是听病人的说话声音、咳嗽、喘息，并且嗅出病人的口臭、体臭等气味；问是询问病人自己当下所感到的不适，以前所患过的疾病等；切是用手诊脉或按腹部有没有癥块。这些就是四诊的主要内容。

【临证参考】

望、闻、问、切作为中医诊治疾病的方法和手段，是中医药学的根基之一。

2.悬丝诊脉

【原文释义】

古代男女授受不亲，因此就把丝线的一头搭在女病人的手腕上，另一头则由医生掌握，医生必须凭借着从悬丝传来的脉感猜测、感觉脉象，诊断疾病。这就是所谓的悬丝诊脉。

【中医延伸】

中医四诊是望闻问切，有人用四个成语竟然就把这四诊全部概括了，这四个成语分别是：一目了然（望诊）、洗耳恭听（闻诊）、嘘寒问暖（问诊）、三指乾坤（脉诊）。

脉诊，是医者以指腹按一定部位的脉搏诊察脉象。通过诊脉，体察患者不同的脉象，以了解病情，诊断疾病。它是中医学一种独特的诊断疾病的方法。

【临证参考】

中医脉诊是中医望闻问切四诊中的一种，需要一定的技术，方能体验其中的千变万化。同时，也不能把切脉神化，认为中医单凭切脉就能清楚地知道全身疾病，这种观点至少是片面的。

3. 痛快淋漓

【原文释义】

淋漓：心情舒畅。形容非常痛快。

【中医延伸】

中医学的视野里有一个症状叫淋漓不尽，通常与三种疾病有关：第一种是中医淋证，以小便频繁而尿量少，尿道灼热疼痛，排便不利，或小腹急痛，腰腹胱痛为主要表现的病证；第二种是癃闭，以排尿困难，全日总尿量明显减少，小便点滴而出，甚则闭塞不通为临床特征的一种病证；第三种是月经淋漓不尽，形容月经该断不断，断断续续。

【临证参考】

对于出现淋漓不尽感觉的证候，要尽快明确原因，对症治疗。

4. 见微知著

【原文释义】

微：隐约。著：明显。意指看到微小的苗头，就知道可能会发生显著的变化。比喻小中见大、以小见大。出自《韩非子·说林上》："圣人见微以知萌，见端以知末，故见象箸而怖，知天下不足也。"

【中医延伸】

中医学认为，五脏相关，九窍相通，所以通过一个细微的局部变化，就可以测知整体的、全身的病变。中医的舌诊、脉诊就是很好的例子。舌脉可以反映出人体脏腑气血的整体状况。中医的望诊其实就是通过观察局部来判断全身状态，即见微知著。

【临证参考】

中医诊治疾病，讲究四诊合参，即望、闻、问、切，且有望而知之谓之神之说，说明望诊尤为重要。

☁ 5. 一叶知秋

【原文释义】

出自《淮南子·说山训》："见一叶落而知岁之将暮。"从一片树叶的凋落，知道秋天的到来。比喻通过个别的细微的迹象，可以看到整个形势的发展趋向与结果。

【中医延伸】

中医学认为，五脏各有窍对应。九窍，即头部七窍（目、鼻、口、舌、耳）及前阴、后阴。九窍分别由五脏所主。"肝开窍于目""肺开窍于鼻""脾开窍于口""心开窍于舌""肾开窍于耳及二阴"等。临床诊治疾病时，五脏与九窍对应理论往往可以用来解释病情的变化，也可运用于疾病的治疗，如鼻塞可以通过宣肺的方法治疗，耳鸣可以通过滋补肾之阴阳的方法治疗，视物不清可以运用调肝的方法治疗。

【临证参考】

临床诊治患者，要有整体意识，尽量避免用一元论解释治疗疾病。

6. 围魏救赵

【原文释义】

原指战国时期齐军用围攻魏国的方法，迫使魏国撤回攻打赵国部队而使赵国得救。后指袭击敌人后方的据点以迫使进攻之敌撤退的战术。现借指包抄敌人的后方迫使其撤兵的战术。

【中医延伸】

中医治疗疾病的过程中，有"先安未受邪之地"的说法，和围魏救赵有异曲同工之妙。根据五行相生相克的理论，对于可能存在疾病及子、及母、相乘、相侮等传变的，要提前做好预防措施，控制其病理传变。如《金匮要略·脏腑经络先后病脉证并治》说："见肝之病，知肝传脾，当先实脾。"临床上在治疗肝病的同时，常配以调理脾胃的药物，使脾气旺盛而不受邪，确可收到良效。

【临证参考】

中医治病，讲究阴阳的平衡，治疗方法也颇为多样，"围魏救赵"的思路在中医诊疗中经常被运用。

☁ 7. 痛定思痛

【原文释义】

出自唐代韩愈《与李翱书》，解释为创痛平复或悲痛的心情平静以后，再追想当时所受的痛苦。含有吸取教训、警醒未来的意思。

【中医延伸】

有一种临床常见病、多发病也叫富贵病，就是痛风，系人体嘌呤代谢紊乱引起的疾病。急性发作期可出现局部红肿、热痛等急性症状，严重者可引起肾脏损害，男女均可发病，男性多于女性。根据中医证候特点，痛风归属于痹证范畴。对于该病的治疗，急性期以止痛为主，缓解期要围绕以减少嘌呤的生成和促进嘌呤的排泄为主，要多饮水，少食各种动物内脏(肝、肾、心、脑)、骨髓等含嘌呤量高的食物，注意劳逸结合，避免过劳、精神紧张、感染、手术等引起痛风的诱因。中医讲要在合理饮食的基础上，根据疾病的表现，或祛风通络，或活血化瘀，或健脾化湿，或补肾强筋，同时也要注重未病先防，强调生活习惯等在预防痛风中的作用。

【临证参考】

痛风关键在于预防，特别是对于已经确诊为痛风的患者，一定要做到合理饮食，不要为了满足味蕾的快感而放松自己的饮食限制。

☁ 8. 口眼㖞斜

【原文释义】

口角或额纹出现歪斜，有时候往往伴有不自主流涎，吹气漏风，或者耳背疼痛。

【中医延伸】

口眼㖞斜可分为单纯的口眼㖞斜及卒中兼证的口眼㖞斜，如《医学纲目·口眼㖞斜》云："凡半身不遂者，必口眼㖞斜，亦有无半身不遂而㖞斜者。"单纯的口眼㖞斜，类似西医学的面神经瘫痪，多由正气不足、络脉空虚、卫外不固，风寒乘虚入中脉络，气血痹阻所致。卒中兼见口眼㖞斜，类似西医学的脑血管意外所致的口眼㖞斜，多因风痰壅盛、气血逆乱、元神被扰、经脉痹阻所致。

【临证参考】

口眼㖞斜属于临床较急的疾患，需要仔细辨别并及时治疗。如不及时治疗，往往会留下不同程度的后遗症。

☁ 9. 咬牙切齿

【原文释义】

形容极端仇视或痛恨，也形容把某种情绪或感觉竭力抑制住。出自元代孙仲章《勘头巾》第二折："为甚事咬牙切齿，唬的犯罪人面色如金纸。"

【中医延伸】

中医学认为，任何局部病证都与人整体的健康状况有关。牙齿健康与否则与肾脏的功能有着直接的关系。具体说来，因为肾主骨生髓，肾虚易发生蛀牙、牙齿稀疏、牙齿松动等。古人说"百物养生，莫先固齿"。定期让上下牙齿有节奏地碰撞，既可以活动面部肌肉，又可以保护牙齿。中医学认为，在大便时闭目、叩齿，能达到坚固牙齿的作用。

【临证参考】

常叩牙齿有助于预防牙齿的松动和牙龈的萎缩。

～ 10. 服服帖帖

【原文释义】

语出清代钱彩《说岳全传》，意思是说温顺地或谦恭地服从跟随。

【中医延伸】

敷贴，即膏药产品，将中药膏体涂抹于无纺布之上，贴于患者患处，通过皮肤的吸收作用，发挥药效，减轻患者伤痛。目前市场上主要有两种：一是热性敷贴，即敷贴中加入干姜等温阳散寒的药物，起到温经通络、温阳驱寒等作用，用于风寒湿痹等疾患；另外一种为凉性敷贴，即利用物理原理，通过胶液中所蕴含的水分的汽化带走热量，从而快速降温、醒脑、消除疲劳、舒畅身心等，如退热的冰贴等。

【临证参考】

对于热性敷贴，一般在医生的指导下进行；对于凉性敷贴，大家比较熟悉。相机行事，做到冷暖自知才能服服帖帖，轻松舒爽。

11. 塞流澄源

【原文释义】

堵塞源头，澄清源流，比喻标本兼治。

【中医延伸】

塞流澄源复旧是治疗崩漏的三大原则。如《丹溪心法》云："初用止血以塞其流，中用清热凉血以澄其源，末用补血以还其流。"塞流：即止血，在出血期间，止血防脱是当务之急。澄源：即澄清本源，辨证求因，找出问题的根本，并针对根本问题进行治疗，即达到治病求本的目的。

【临证参考】

塞流澄源的治疗方法，现在广泛应用于临床。对于一些急危重病证，需要标本兼治的，首先要塞流，然后等待病情稍微稳定之后，再根据病因，对症治疗。

12. 釜底抽薪

【原文释义】

出自汉代董卓《上何进书》，是指把柴火从锅底抽掉，停止加热，杜绝其根源，比喻从根本上解决问题。

【中医延伸】

在中医学中，釜底抽薪是指一种治疗方法，即从下泄热之意。常见的如中焦（脾胃）热盛之证，症见大便秘结、谵语、腹满硬痛、面红目赤、高热、口渴等，即通常所说的阳明腑实证，用大承气汤、小承气汤及调味承气汤治疗，药物主要由大黄、芒硝、枳实等组成，具有通导大便、清热泻火之功效。对于上中焦邪郁生热证，见面赤唇焦、胸膈烦躁、口舌生疮、谵语狂妄，或咽痛吐衄、便秘溲赤，或大便不畅，舌红苔黄，脉滑数者，用凉膈散治疗，药物主要由芒硝、大黄、生栀子等组成，达到清热解毒、泻火解毒的目的，能够峻下热结，导火热从二便而解，具有畅通上下，导热外出之功效。

【临证参考】

辨证病变在中上二焦的，可以通过通导大便，使得热邪从大便而出，断其根源，便能起到釜底抽薪之功效。

❧ 13. 提壶揭盖

【原文释义】

盛满水的茶壶，要想顺利地倒出水来，就必须在壶盖上凿个洞，或把壶盖揭开，放进空气，水才能顺利地流出来。

【中医延伸】

提壶揭盖属于中医治疗法则之一，指用宣肺或升提的方法通利小便的一种借喻。中医学认为，肺为华盖，盖子紧闭，上下气机不流通，下面的小便就会不通畅，故出现小便不通，或小便淋漓不尽、水肿、腹胀等症状。这时候，如单纯治疗肾、三焦或者膀胱等下焦部位，疗效往往欠佳。但是，如果在治疗下焦的基础上，加用一些宣肺的中药，如桔梗、防风、防己等，则能够起到画龙点睛的作用。

【临证参考】

这种方法已经广泛应用于临床，特别是在名老中医的一些医案中，能够体现下病上取、提壶揭盖的思路。

❧ 14. 针砭时弊

【原文释义】

砭，古代治病的石针，"针砭"在这个成语里作动词，作"指出"讲，即指出当时社会的利弊。

【中医延伸】

砭术是中医的六大医术（砭、针、灸、药、按跷和导引）之一。砭石，即能治病的石头，最早出现在《黄帝内经》中。砭石中又以泗滨砭石疗效为最佳。砭石治疗对于颈椎病、腰椎病、偏头疼、脑血管疾病的预防及治疗，效果尤为显著。此外，通过砭石疗法可有效预防感冒。

针灸是针法和灸法的总称。针法是指在中医学理论的指导下把针具（通常指毫针）按照一定的角度刺入患者体内，运用捻转与提插等针刺手法来对人体特定部位进行刺激从而达到治疗疾病的目的。灸法是以预制的灸炷或灸草在体表一定的穴位上烧灼、熏熨，利用热的刺激来预防和治疗疾病。通常以艾草最为常用，故而称为艾灸，另有隔药灸、柳条灸、灯心灸、桑枝灸等方法。

【临证参考】

砭石临床运用不多，但针灸作为中医特色疗法，在中医诊疗中占据重要的地位。

15. 虚虚实实

【原文释义】

原意指军事上讲究策略，善于迷惑对方。也指文艺作品中虚写、实写并用，表现方法耐人思索回味。

【中医延伸】

中医在治疗疾病时，讲究辨证论治，即首先要分清疾病的表里虚实寒热，然后再进行辨证用药，告诫学习者不可犯虚虚实实之忌。

"勿虚虚实实"出自于《黄帝内经》，意思是说不要使虚证患者更虚，实证患者更实。一般说来，如果用攻邪的方药来治疗虚证，那将会使气血更虚；如果用补益的方药来治疗实证，往往会导致邪实更盛。这是因为攻邪的方药多数会耗损气血，而补益的方药往往会滞邪于内，闭门留寇。

【临证参考】

临床上，当疾病发展较久，或者病情发展迅速，往往会出现一些所谓的真假现象，如真寒假热、真热假寒、真实假虚、真虚假实时，更应该抓住根本。

16. 闭门留寇

【原文释义】

中医治疗疾病尤其是外感性疾病时常犯的一种错误或失误，叫"闭门留寇"，意思是像把盗贼给关到屋里一样把病邪留在身体里了。

【中医延伸】

中医治疗疾病讲究机会，注重时机：疾病早期，主张解表祛邪；半表半里，主张和解表里；疾病发展至里，则主张扶助正气，托邪外出。该词语用在中医上，就是说如果病邪在里的时候，先进行补虚，虚证虽纠正了，但等于是关了门，将原来的病邪留在了体内，后面就很难驱逐。

【临证参考】

这个词语告诉我们，哪怕邪盛体虚时，治疗首当祛邪，不可贸然进补；若必须进补，也应攻补同用。在实际生活中，打个比方，原则上感冒初起宜吃清淡稀软饮食，忌吃油腻、黏滞、酸腥、滋补食物，以防闭门留寇，外邪反不易驱出。再比如，晚期肿瘤患者，或者手术之后，虽然表现为一派虚象，但在治疗时，也不能一味使用补药，而是攻补结合，既能提高人体的免疫能力，同时又能祛邪。

17. 刻舟求剑

【原文释义】

在剑落水的船舷上刻上记号，船停后，从刻记号的地方下水去找。比喻不会随着事物的变化来灵活地看待事物，仍然用旧的、不变的眼光看待事物。

【中医延伸】

中医诊治疾病，讲究因人、因时、因地制宜,讲究辨证论治。同样的疾病，发病的年龄、地域、时令等不同，选用的药物就有可能不同，哪怕是一种疾病，在发展的不同阶段，处方用药也不尽相同。

在中医诊治过程中，很多人（包括病人和医生）容易犯刻舟求剑的错误。医生手持一方，吹嘘包治百病。患者互相比较，甲说使用了某一种药物很好，其他人奔走告知，一旦无效，则怀疑医生水平有限，药物有问题，而从不考虑个体体质差异和性格不同。

【临证参考】

辨证论治是中医学的精华，任何脱离辨证的临床实践都是刻舟求剑。

18. 兵来将挡，水来土掩

【原文释义】

不管对方使用什么手段，总有相应的对付方法。比喻根据具体情况，采取灵活的应对方法。

【中医延伸】

五行学说将人体的五脏六腑分别归属于五行，即心属火，肺属金，肝属木，脾属土，肾属水，又有金克木，木克土，土克水，水克火，火克金之说。脾属土，脾运化水谷和水液，可以避免肾水的泛滥，即土能克水，水来土掩。

【临证参考】

临床对于水肿患者，可以运用健脾温肾的方法加以治疗。

19. 推陈出新

【原文释义】

来源于《明史·范济传》，是指新谷登场时，推去仓中陈米，换储新米。借指事物的除旧更新。

【中医延伸】

中医讲"瘀血不去，新血不生"，因为瘀血为有形或无形之邪，常阻于经脉，导致津液循行不畅，不通则痛，故局部可出现疼痛、青紫、瘀斑、瘀点或导致癥积肿块。瘀血不去，气血受阻，运化失司，新血化源不足，故新血不生。治疗这种疾病，要先化除瘀血，瘀血一旦清除，新血则能自生。

【临证参考】

对于因实致虚的各种证候，治疗时要注意邪气的及时去除，以免闭门留寇。

20. 软硬兼施

【原文释义】

兼施：同时施展。即指软、硬手段同时施展。

【中医延伸】

便秘是临床常见的一种疾病，多发于小孩及老年人，通便治疗是常用的方法之一，具有一定的疗效。中医根据临床辨证的不同，可以分为实性便秘（湿热、燥邪、气滞等引起）和虚性便秘（血虚、津亏、气虚等引起），治疗方法也不尽相同，常常采用软硬兼施的方法，"软"的方法如补气、补血、养阴生津，"硬"的方法如泻火通便、通腑泻热等。

【临证参考】

便秘的原因很多，临床要根据不同病情加以辨证，使用合适的药物，不能单纯地使用泻药。

第七章

中药方剂

如前所述，中医治疗疾病的手段很多，但应该承认，自古以来，主要还是靠汤药，也就是利用中医理论体系作为支撑，将性质各自不同的中药根据一定的规律和原则组成一个方剂，更迅速更有效地解决病人的痛苦。如果说单味中药是个体，那么方剂就是一个团队。在日常生活中，我们也可以从诸多细节中感受到团队的魅力。

1. 灵丹妙药

【原文释义】

灵丹妙药原意是说有灵验效果的仙丹，能治百病的奇药。

【中医延伸】

其实，在中医学中，灵丹妙药更体现在对药物的经验总结和应用上。中医学有神农尝百草的传说，说明中医学所讲的灵丹，都是长期经验总结的结果，是临床疗效确切、作用机制明确的药物，如目前大家熟知的麝香保心丸、苏合香丸、安宫牛黄丸等。所谓的妙药，除了药物本身的疗效外，其作用的发挥，还在于医生的使用方法、时机等，可能只是普通的一味中药，但如果能够辨证准确、配伍合理，就能够达到意想不到的效果，所以称之为妙药。妙有巧妙的含义，使用药物，要做到熟知药性、通晓药理，斟酌再三，方能下笔，这样开出来的药物，方可称为妙药。

【临证参考】

就中医中药而言，没有真正意义上的所谓疗效好、见效快、包治百病的药物，更重要的是使用时抓住辨证这个牛鼻子，精准用药。用在甲身上的所谓"灵丹妙药"，用在乙身上，不一定有效，所以千万不要盲目相信所谓的"灵丹妙药"。

2. 草木皆兵

【原文释义】

把山上的草木都当作敌兵。形容人在惊慌时疑神疑鬼。

【中医延伸】

中草药的种类很多，据统计，总数在 8 000 种左右，常用中草药亦有 700 种左右。分类的方法也较多，如《神农本草经》把常用的药物按照毒性强弱和用药目的不同分成上、中、下三品：上品是延年益寿药，无毒，多服久服不伤人；中品是防病补虚药，有毒或无毒，根据用量用法而定；下品是治病愈疾的药物，多有毒性，不可久服。明代李时珍编《本草纲目》一书，除把药物分为水、火、土、石、草、谷、菜、果、木、器、虫、鳞、介、禽、兽、人等 16 部外，又把各部的药物按照其生态及性质分为 60 类。例如草部分为山草、芳草、隰草、毒草、蔓草、水草、石草、苔、杂草等。现代记载中草药的教科书所采用的分类方法，根据其目的与重点而有不同，主要有下列四种：①按药物功能分类——如解毒药、清热药、理气药、活血化瘀药等。②按药用部位分类——如根类、叶类、花类、皮类等。③按有效成分分类——如含生物碱的中草药、含挥发油的中草药、含苷类的中草药等。④按自然属性和亲缘关系分类——把中草药分为植物药、动物药和矿物药三大类。

【临证参考】

植物药占所有中草药的比例较大，好多草木都可以用作中草药，有种"草木皆兵"的感觉，但中草药并不都是安全、无毒的，临床使用，要按照《药典》，仔细甄别，不要被中草药没有副作用的传言所迷惑。

3. 拈花惹草

【原文释义】

拈：捏。惹：招惹。草、花：比喻好东西。比喻到处留情，多指男女间的挑逗引诱。

【中医延伸】

中药中含有"花"字的草药很多。常见的如：金银花，性寒，味甘，归肺、胃经，具有清热解毒、疏散风热的功效，主治痈肿疔毒初起、红肿热痛、外感风热、温病初起、热毒血痢、暑热烦渴、咽喉肿痛；菊花，性微寒，味辛、甘、苦，归肺、肝经，能散风清热、平肝明目，用于治疗风热感冒、头痛眩晕、目赤肿痛、眼目昏；合欢花，性味甘平，具有解郁、和血、宁心、消痈肿之功效，治心神不安、忧郁、失眠、肺痈、痈肿、瘰疬、筋骨折伤；红花，性温，味辛，活血通经、散瘀止痛，用于治疗经闭、痛经、恶露不行、癥瘕痞块、跌打损伤。

含"草"字的中药也较多。常见的如：鱼腥草，能清热解毒、利尿消肿，治肺炎、肺脓疡、热痢、疟疾、水肿、淋病、白带、痈肿、痔疮、脱肛、湿疹、秃疮、疥癣等；益母草，能活血调经、利尿消肿，用于治疗月经不调、痛经、经闭、恶露不尽、水肿尿少、急性肾炎水肿；车前草，味甘，性寒，能清热利尿、清肝明目、祛痰止咳、渗湿止泻，适用于治疗湿热内郁之水肿，泌尿系感染时出现的尿频、尿急、尿痛，暑热泄泻、菌痢，肝热所致的目赤肿痛、怕光流泪、视物昏花；紫草，味甘、咸，性寒，归心、肝经，能凉血、活血、清热、解毒，治温热斑疹，湿热黄疸，紫癜，吐、衄、尿血，淋浊，热结便秘，烧伤，湿疹，丹毒，痈疡；垂盆草，味甘，性凉，归肝、胆、小肠经，能清热解毒、清利湿热，主治湿热黄疸、淋证、泻痢、咽喉肿痛、痈肿疮毒、湿疹、烫伤、虫蛇咬伤、咯血、衄血、尿血以及急、慢性肝炎。

【临证参考】

中医学视野中的"拈花惹草"并非都是坏事，有些花花草草，可以用来治疗疾病。

꩜ 4. 如法炮制

【原文释义】

本指依照一定的方法制作中药。现指比喻照着现成的样子做。语出宋代释晓莹《罗湖野录》卷四："若克依此书，明药之体性，又须解如法炮制。"

【中医延伸】

中药炮制有很多方法，常用的有如下几种。①水制法：能使药物达到洁净、柔软，便于加工，并能减低药物毒性、烈性及不良气味。包括洗、漂、泡、浸、水飞等法。②火制法：是把药物直接或间接放置火上炮制以达干燥、松脆、焦黄或炭化之目的。火制法又可分为炒、炙、煅、煨、炮五种具体方法。炒有清炒及辅料炒之分。清炒是将药物放锅内拌炒，由于使用目的不同，有炒黄、炒焦、炒炭之分。炒黄、炒焦之药物有焦香味道，可以增强健脾开胃之力或改善药物之偏。炒炭的药物，如荆芥炭可增强收敛止血之功效。炙：一般多将用蜜炒的叫炙，如炙甘草、炙黄芪。煅：是将药物直接或间接放在火上煅烧，使其松脆易于粉碎，多适用于矿石类或贝壳类药物。煨：是将药物裹上湿纸或面糊，埋于灰内或置于文火上烘烤，以纸或面糊表面焦黑为度，冷却后剥除纸或面糊使用，目的是利用纸或面糊吸收药物中的部分油脂，以降低药物的刺激性，并增强药物疗效，如煨木香。炮：是将药物放入砂中加热，炒至焦黄爆烈，便于加工，并增强其温燥之性，同时能使药物毒性降低，如炮附子、炮姜。③水火同制法：包括蒸、煮、潬三种方法。其目的是改变药性、增强疗效。

【临证参考】

中药的炮制可以减少药物的副作用，或者改变药物的性味，或者改变药物的功效，所以选用时要根据具体病情斟酌选用。

⌒⌒ 5. 先煎后下

【原文释义】

先煎及后下均指中药的熬制方法，熬中药时根据药物质地的不同，采用不同的熬制方法，比如先煎、后下、烊化等。

【中医延伸】

不同的中药不但疗效有别，就是同一种中药，煎煮的方法不同，疗效也不尽相同。因此，在长期的临床实践中，中药的煎煮形成了一套特色。主要包括先煎、后下、包煎、另炖、另煎、烊化、泡服、冲服、煎汤代水等。

介壳类和矿物类药物如龙骨、牡蛎等，应打碎先煎20~30分钟，再放其他药物，是为先煎。薄荷、青蒿等气味芳香的药物宜后下，即在其他药物煎沸5~10分钟后放入，以防有效成分挥发。粉末、黏性及伴有绒毛的药物如旋覆花、车前子宜包煎，即先用纱布包好，再放入砂锅中煎制。有些贵重药物，如人参、羚羊角、鹿茸等，应单独炖或煎2~3小时。可单独服用，也可同其他药混服，总称另炖或另煎。胶质、黏性大，又容易溶解的药物，如阿胶、龟板胶、鹿角胶等，与其他药物一起煎制容易焦糊，应该在温水中慢慢搅拌，待溶化后，与煎好的药液混合服用，称烊化。有些用量少、有效成分容易溶出的药物，如胖大海、番泻叶等，可用少量开水或煮好的药液浸泡，半小时后，去渣服用，称泡服。把药物研成细粉或制成散剂如珍珠粉、三七粉等，直接冲水服用，称冲服。

【临证参考】

不同的中药要根据其不同的性质，选用合适的煎煮熬制方法。

⁓ 6. 名门望族

【原文释义】

名门：豪门。高贵的、地位显要的家庭或有特权的家族。

【中医延伸】

中药中有一个名词叫"地道药材"，是指在一特定自然条件、生态环境的地域内所产的药材，因生产较为集中，栽培、采收、加工也都有一定的讲究，以致较其他地区所产同种药材质量更佳、疗效更好。地道，也即功效地道实在，确切可靠。在中医处方笺上，许多药名前标有"川""云""广"等产地，"川"即四川，"云"即云南，"广"即广东和广西。这些药物大多就是地道药材。常常得到人们赞誉的地道药材如甘肃的当归，宁夏的枸杞子，四川的黄连、附子，内蒙古的甘草，吉林的人参，山西的黄芪、党参，河南怀庆的牛膝、地黄、山药、菊花，江苏的苍术，云南的茯苓、三七等。当然，地道药材毕竟数量有限，因此一般情况下我们也常用一些同名而产地不同的药物来代替。

【临证参考】

地道药材，即临床信得过的产品，药效一般较好。

7. 良药苦口

【原文释义】

好药往往味苦难吃。比喻衷心的劝告和尖锐的批评，听起来觉得不舒服，但对改正缺点错误很有好处。

【中医延伸】

"苦"的甲骨文字形是：上为"草"，表示"苦"为百草之味，因多数植物都是苦味的；下为"古"，表声符。

相对于其他四味而言，苦味最难唤起人们口舌愉悦感，也是人们最不喜欢的味道。不少女性喜爱酸甜食品，不少男性酷爱辛辣，老年人多口味偏咸，却少有人喜欢苦味之品。其实，苦味药具有燥湿、清热等功效，适量食用，具有清热化湿作用，特别是南方夏季，酷暑湿热当令，很多人出现纳差、腹胀、乏力等暑热证候，吃一点苦味的蔬菜或中药，可以减轻或消除上述不适证候。五味达到平衡、调和，身体才能健康。

【临证参考】

良药苦口利于病，忠言逆耳利于行。适当吃点苦味，对身体也有一定益处。

❧ 8. 引经报使

【原文释义】

中医立法处方时，往往在辨证的基础上，加入具有导向或引经药物，能够达到增强药物疗效的作用。

【中医延伸】

引经报使就是指使用一些药物能带引其他药物到达病变部位，好像向导一样。中医学中的引经报使药大体分为两种。一种是按照经络的理论进行总结归经的药物，如：太阳经病，用羌活、防风为引；阳明经病，用升麻、葛根、白芷为引；少阳经病，用柴胡为引；太阴经病，用苍术为引；少阴经病，用独活为引；厥阴经病，用细辛、川芎、青皮为引。另一种认为是能够引导其他药物到达病所的药物，如常用的桔梗，载药上浮，到达咽喉部；又如治下肢病用牛膝为引，治上肢病用桑枝为引。

【临证参考】

在实际应用中，关键是要辨证论治，灵活加减，引经报使只是在辨证的基础上使用，并不是单独孤立地看待。"用药如用兵，引经要分清；立方有法度，四两拨千斤"，这才是中医辨证用药的精华。

9. 半斤八两

【原文释义】

古代重量单位采用 16 进制，一斤为 16 两，故"半斤"为"八两"。古人认为，16 两分别代表 16 颗星，这 16 颗星分别是北斗七星、南斗六星和福、禄、寿三星，共计 16 颗星。称东西时如果少了 1 两就少了福，少了 2 两就少了禄，少了 3 两就少了寿。

【中医延伸】

纵观古代医案，因为时代不同，采用的度量衡也不尽相同，我们经常见到的如方寸匕、钱匕、刀圭、字等。一方寸匕约等于现代的 2.74 毫升，盛金石药末约为 2 克，草木药末为 1 克左右。钱匕：一钱匕约合今五分六厘，约 2 克；半钱匕约合今二分八厘，约 1 克；钱五匕约为一钱匕的 1/4，约今一分四厘，合 0.6 克。刀圭：一刀圭约等于一方寸匕的 1/10。一字：一字药末，约合一分（草木药末要轻些）。还有一些如铢：二十四铢为一两，十六两为一斤。枚：为果实计数的单位，随品种不同，亦各有其标准，例如大枣十二枚，则可选较大者为一枚之标准。束：为草木及蔓类植物的标准，以拳尽量握之，切去其两端超出部分称为一束。片，将物切开之意，如生姜一片，约计 0.3 克为准。此外，有以模拟法作药物用量的，如 1 鸡子黄 = 1 弹丸 = 40 粒桐子 = 80 粒大豆 = 160 粒小豆 = 480 粒大麻子 = 1 440 粒小麻子。

【临证参考】

古代各种计量单位，今天仅作参考，目前临床上多以"克"为单位计算。

10. 狗皮膏药

【原文释义】

出自刘半农《〈半农杂文〉自序》："再往下说，那就是信口开河，不如到庙会上卖狗皮膏药去！"比喻骗人的货色。

【中医延伸】

膏药，是中药外用剂型的一种，古称薄贴，用植物油或动物油加药熬成胶状物质，涂在布、纸或皮的一面，可以较长时间地贴在患处，是中医临床常用的外治方法之一，它遵循中医辨证论治及中药的功效、主治与归经的原则，充分调动药物互相协调为用的效能，组成多味药物的复方，以发挥药物的良好效果。由于膏药直接敷贴于体表，而制作膏剂的药物大多气味较浓，再加入辛香走窜性能极强的引经药物，通过渗透入皮肤、内传经络、脏腑，起到调气血、通经络、散寒湿、消肿痛等作用。

【临证参考】

中医所讲的狗皮膏药，是一种药物，对特定病证有卓越的疗效，绝非骗人的货色，要区分对待。

11. 桃园结义

【原文释义】

刘备、关羽、张飞三位仁人志士，选在一个桃花绚烂的园林里，举酒结义，对天盟誓，有苦同受，有难同当，有福同享，期望共同实现人生的美好理想。

【中医延伸】

桃园中的桃树，在中医的视野里有着重要的药用价值，可谓全身是宝。其花为桃花，具有美容养颜、生津润肠、活血消积等功效，能治疗水肿、脚气、痰多、便秘、经闭等。其果为桃子，是一种营养价值很高的水果，含有蛋白质、脂肪、糖、钙、磷、铁和维生素B、C等成分。其中铁的含量较高，故吃桃能辅助防治贫血。果仁即为桃仁，具有活血祛瘀、润肠通便、止咳平喘的功效，用于治疗经闭痛经、癥瘕痞块、肺痈肠痈、跌仆损伤、肠燥便秘、咳嗽气喘。不光是这些，桃树上经冬不落的未成熟的干燥果子，叫做碧桃干，味酸、苦，有敛汗涩精、止血止痛的效用，可用于治疗盗汗、遗精、吐血等症，上海一些著名医家就很喜欢用这味药。桃树干上流出的树脂又叫桃树胶，具有活血、益气、止渴作用，用于糖尿病、乳糜尿、小儿疳积证的治疗。另外，桃叶、桃树枝均可入药，具有祛风清热、杀虫等功效。民间还有桃树枝可以辟邪的说法。

【临证参考】

简单的一棵桃树，能根据不同的部位取材，治疗不同的疾病。一片桃园，远不止三个男人的故事。

12. 梅兰竹菊

【原文释义】

原指梅花、兰花、竹子、菊花，被文人雅士称为"四君子"。四物分别具有傲、幽、坚、淡等特质，成为中国人感物喻志的象征，也是咏物诗和文人画中最常见的题材，在中医处方中，也经常看到它们的身影。

【中医延伸】

在中医学中，梅花具有开郁和中、解暑生津、化痰解毒之功，又：白梅花擅长于清热；红梅花擅长于活血；绿萼梅擅长于清咽，均能够治疗急慢性咽喉炎、声音嘶哑、失音、痰多咳嗽、百日咳、急性结膜炎、食欲不振、头晕、水火烫伤、麻疹、痛经等。兰花，其性平，味辛甘，无毒，具有滋阴生津、清热凉血、顺气和血、利湿消肿、疏肝解郁、调和气血的功效，常用于治疗恶性肿瘤放疗后致口干烦渴后遗症、干咳久嗽、肺咯血、尿道感染、妇女带下。竹子，全身各部位皆可入药，竹叶又称淡竹叶，其性寒，味甘淡，具有清热除烦、生津利尿的功效，用于治疗热病烦渴、小儿惊痫、咳逆吐衄、面赤、小便短赤、口糜舌疮等症。竹茹又名淡竹茹，其性凉，味甘苦，具有清热化痰、除烦止呕的功效，用于治疗痰热咳嗽、胆火挟痰、烦热呕吐、惊悸失眠、中风痰盛、舌强不语、胃热呕吐、妊娠恶阻、胎动不安等证。竹沥又称竹汁、淡竹沥，其性寒，味甘苦，入心、胃经，具有清热化痰、镇惊利窍的功效。竹黄又称天竺黄、竹膏，其性寒，味甘，具有清热豁痰、凉心定惊的功效，常用于治疗热病、神昏谵语、中风痰迷不语、小儿惊风抽搐、癫痫等证。菊，入药部位为其花蕾，其性微寒，味甘，具有散风热、平肝明目、止咳止痛的功效，治疗头痛眩晕、目赤肿痛、风热感冒、咳嗽等病证效果显著，而且还具有提神醒脑的功效。其中，杭白菊偏于清肝明目，黄菊花偏于美容养颜，野菊花偏于降火解毒。

【临证参考】

梅兰竹菊不仅具有极高的观赏价值，同时具有很好的药用价值，只要使用得当，就能够达到治病祛邪的目的。

13. 五毒俱全

【原文释义】

五毒：多指蛇、蝎、蜈蚣、壁虎、蟾蜍五种动物，又指烟、酒等各种嗜好。现在多指违法乱纪，各种坏事都做，或者样样不良嗜好都有。

【中医延伸】

在中医学中，"五毒"最早是指五种主治外伤的药性猛烈之药。《周礼·天官》说："凡疗伤，以五毒攻之。"这里的"五毒"就是石胆、丹砂、雄黄、礜石、慈石。后来五毒指五种毒虫，即蛇、蝎、蜈蚣、壁虎、蟾蜍，其中：蛇有祛风湿、通经络、息风止痉、止痒解毒的功效；全蝎能祛风止痉、通络止痛、攻毒散结；蜈蚣能息风解痉、退炎治疮、败毒抗癌；壁虎能补肺气、益精血、定喘止咳；蟾蜍能破癥结、行水湿、化毒、杀虫、定痛等。这些药物大多具有毒性，药用可以以毒攻毒，目前常用于风湿痹证、癥瘕积聚等的治疗。

【临证参考】

上述药物常用于各种类型的关节炎、肿瘤等疾病的治疗。因为大部分药物有毒，临床必须在医生的指导下使用，否则容易中毒。

14. 望梅止渴

【原文释义】

指梅子酸，人想起吃梅子就会流涎，因而止渴。后比喻愿望无法实现，用空想安慰自己。

【中医延伸】

梅子性味甘平，果大、皮薄、肉厚、核小、质脆细、汁多、酸度高，富含人体所需的多种氨基酸，具有酸中带甜的香味，被誉为"凉果之王""天然绿色保健食品"。果实将成熟时采摘，其色青绿，称为青梅，性温，味甘、酸，入肝、脾、肺、大肠经，具有敛肺止咳、涩肠止泻、除烦静心、生津止渴、杀虫安蛔、止痛止血的作用，主治久咳、虚热烦渴、久疟、久泻、尿血、血崩、蛔厥腹痛、呕吐等病证。

青梅经烟熏烤或置笼内蒸后，其色乌黑，称为乌梅，具有敛肺、涩肠、生津、安蛔之功效，常用于治疗肺虚久咳、久泻久痢、虚热消渴、蛔厥呕吐腹痛等。

【临证参考】

梅子一般用来泡酒，称为梅子酒，具有抗氧化、清除自由基、美容等功效。乌梅一般作为果脯或蜜饯食用。以乌梅为主药的方剂是乌梅丸，出自张仲景的《伤寒论》，主治蛔虫证，因其方中寒热并用，现在也可以用于治疗寒热不调的湿疹、胃肠炎等疾病。

15. 青梅煮酒

【原文释义】

《三国演义》中记载，曹操、刘备盘置青梅，一樽煮酒，二人对坐，开怀畅饮，议论天下英雄。

【中医延伸】

青梅，性平味酸，花开于冬而熟于夏，具有开胃通胆、生津止渴、清神安眠之功效，主治久咳、虚热烦渴、久疟、久泻、尿血、血崩、蛔厥腹痛、呕吐等病证。

青梅酒的做法为：将洗净后的青梅，放在清水中浸泡一晚（6~8小时），去掉涩味。沥干水分后，再用干布擦干青梅，将其放入容器内。按照"青梅→冰糖→青梅"的顺序交替，分3次放入；最后靠住瓶口，缓缓注入烧酒，封口后放在阴凉处，每个月1~2次把瓶子拿出来晃动几下，让糖分均匀散布。2~3个月后，即成了好喝的青梅酒。

【临证参考】

梅子虽酸，但其有效成分大部分却是碱性物质，有"碱王"的称号，可以有效地调节体内的酸碱度，抗菌抑菌，可减少腹泻和皮肤出现的过敏症状，所以民间有"青梅成就健康"的说法。

16. 举棋不定

【原文释义】

出自《左传·襄公二十五年》"弈者举棋不定，不胜其耦"。意思是下棋的时候拿着棋子，不知该如何下。比喻做事情的时候有很多顾忌，犹豫不决。

【中医延伸】

中医学认为，黄芪具有益气固表、敛汗固脱、托疮生肌、利水消肿之功效。现代研究表明：黄芪含有皂苷、蔗糖、多糖、多种氨基酸、叶酸及硒、锌、铜等多种微量元素，有增强机体免疫功能、保肝、利尿、抗衰老、抗应激、降压和较广泛的抗菌作用。广泛应用于治疗肿瘤、慢性肾病、风湿以及心脑血管疾病等。

黄芪虽为补品，使用面广泛，但也有禁忌，比如表实邪盛、气滞湿阻、食积停滞、痈疽初起或溃后热毒尚盛等实证，以及阴虚阳亢者，均不适合。现代研究发现：黄芪具有复杂的免疫调节作用，不同剂量的黄芪在不同的疾病状态下，显示出或增强或抑制的免疫反应。

【临证参考】

黄芪虽好，但也有禁忌，需要在医生的指导下使用。黄芪的免疫调节机制目前仍不十分明了，还有待进一步研究，可谓"举棋（芪）不定"。

17. 五谷丰登

【原文释义】

登：成熟。该成语意指年成好，粮食丰收。郑玄注《周礼·天官·疾医》："五谷，麻、黍、稷、麦、豆也。"赵歧注《孟子·滕文公上》："五谷谓稻、黍、稷、麦、菽也。"王逸注《楚辞·大招》："五谷，稻、稷、麦、豆、麻也。"王冰注《素问·藏气法时论》："谓粳米、小豆、麦、大豆、黄黍也。"《苏悉地羯罗经》卷中："五谷谓大麦、小麦、稻谷、大豆、胡麻。"后以五谷为谷物的通称，不一定限于具体的五种。

【中医延伸】

研究表明，五谷杂粮可养五脏。早在古代就有"一谷补一脏"的说法。五谷有小米、大米、小麦、大豆、高粱。其中：大豆养肾，具有补肾强身、解毒、润肤的功效；大米涵盖稻米、紫米等，在出现肺热、咳嗽等症状时，大米具有很好的滋阴润肺的作用；小米是五谷之首，常食能补脾益胃；小麦养心，可养心安神、除烦去燥，对消除女性更年期综合征、自汗盗汗以及情绪烦躁等有一定的辅助治疗作用；高粱具有养肝益胃、收敛止泻的功效，尤其适合于患有慢性腹泻的人食用。

【临证参考】

人以五谷为养，要做到不偏食、不挑食，方可达到营养均衡摄入的目的。

18. 参辰卯酉

【原文释义】

辰星卯时出于东方，辰星即商星，参星酉时现于西方；喻互不相关或势不两立。

【中医延伸】

中药中带参字的药物较多，并且容易混淆，特别是近年来随着人们对人参、西洋参等药物疗效的认可，越来越多的民众服用各种参类药物进补。但是，每种参都有不同的性味归经和不同的疗效，需要加以鉴别。

人参，性微温，味甘、微苦。其功效为大补元气、补脾益肺、生津止渴、安神增智。适用于大病、久病体虚患者，如肺虚久咳、呼吸短促、动则气喘，脾胃虚弱、倦怠无力、食欲不振、呕吐泄泻，心神不安、失眠多梦、惊悸健忘。还可以用于急救，如大出血、阳气暴脱、心衰垂危者等。按照来源，人参又可分为野山参和园参。野山参为自然生长于深山野岭的人参，园参为人工栽培所得。园参根据加工方法不同，又分生晒参、白参(糖参)、红参等。生晒参是园参洗净晒干而成，药性平和，以补气作用为主，尤适合于气阴不足者。白参(糖参)是园参经糖汁浸，然后晒干而成，功同生晒参，但作用较弱。红参是将园参蒸熟晒干或烘干而制成，药性偏温热，具有补气温阳的作用，适用于阳气虚弱的患者。

西洋参，出产于加拿大、美国及法国等地，故称西洋参，性寒，味苦、微甘。其功效为补气养阴、清火生津。适用于气阴两伤、烦倦口渴、气短、虚热牙痛、咳痰咯血、肠热便血等。可以预防盛夏酷暑因汗出过多而损耗正气。

党参，性平，味甘。其功效为补中益气、健脾养血，适用于治疗肺气亏虚引起的气短喘咳、言语无力、声音低弱，中气不足产生的食少便溏、四肢倦怠、气血不足、头晕心慌等。益气生津宜生用，补气健脾宜炒用，治肺虚咳喘宜蜜炙用。

太子参，别名孩儿参，性平，味甘、微苦，其功效为补气生津。

太子参有近似人参的益气生津、补益脾肺的作用，但药力较弱，是补气药中的一味清补之品。多用于治疗脾虚食少、倦怠乏力、心悸自汗、肺虚咳嗽、津亏口渴等，尤适用于治疗小儿消瘦、肢软无力等。

沙参，性微寒，味甘，其功效为清肺养阴、益胃生津。适用于治疗肺结核导致的肺热燥咳、干咳少痰，热病久病所致的胃阴亏虚、胃脘隐痛、干呕、口渴等。沙参有南、北之分，南沙参兼有祛痰之功，北沙参滋阴作用更好。

丹参，别名紫丹参，性微寒，味苦，其功效为活血化瘀、凉血消痈、养血安神，适用于治疗多种瘀血为患或血行不畅的病证，如月经不调、闭经、痛经、跌打损伤之病。现在临床还常用丹参治疗冠心病、心绞痛、肝脾肿大、脑血管疾病等。

玄参，别名元参，性寒，味苦、甘、咸，其功效为清热、解毒、养阴，适用于治疗肺燥干咳、身热口干、咽喉肿痛、痈肿疮毒等，还可用于治疗血栓闭塞性脉管炎、糖尿病足坏疽等。

苦参，性寒，味苦，其功效为清热燥湿、祛风杀虫、利尿。适用于治疗带下色黄稠及阴痒、皮肤瘙痒、脓疱疮、疥癣等症，还用于治疗妊娠小便不利。对阴道滴虫病有良效。

【临证参考】

参分类别，参参不同，需要对证使用。物尽其用，方能各显神通。

19. 三皇五帝

【原文释义】

关于"三皇"具体所指共有五说：《尚书大传》为燧人、伏羲、神农；《春秋运斗枢》为伏羲、女娲、神农；《礼·号谥记》为伏羲、祝融、神农；《白虎通》为伏羲、神农、共工；西汉末的《世经》所排古史系统，在黄帝和颛顼之间加有少昊金天氏，使战国时说的"五帝"中多了一帝，于是有人把原五帝之首的黄帝升为三皇，与伏羲、神农并列，以黄帝、少昊、颛顼、喾、尧为五帝。

【中医延伸】

中药中也有三皇五帝（三黄五地）之说，但三黄指的是黄芩、黄连、黄柏，三种药均具有清热解毒化湿作用，一般黄芩用于治疗上焦心肺病变，黄连用于治疗中焦脾胃病变，黄柏用于治疗下焦肝肾病变。五地按照临床使用的频率归纳为生地黄、熟地黄、地榆、地肤子、地骨皮。其中：生地黄苦寒清热，甘寒质润养阴，为清凉滋润之品，擅长滋阴清热凉血，其功效为清热凉血、养阴生津、润肠。熟地黄味甘微温质润，入肝、肾经，既善补血滋阴，又能补精益髓，主治一切血虚阴亏精少之症，其功效为养血滋阴、补精益髓。地榆性寒味苦、酸，无毒，其功效为凉血止血、清热解毒、消肿敛疮，主治吐血、尿血、便血、痔血、湿疹、阴痒、血痢、崩漏、赤白带下、疮痈肿痛、水火烫伤、蛇虫咬伤、血痢不止、大便下血、小儿湿疮、小儿面疮。地肤子性寒，味甘苦，其功效为利小便、清湿热，主治小便不利、淋病、带下、疝气、风疹、疮毒、疥癣、阴部湿痒；地骨皮性寒，味甘，归肺、肝、肾经，其功效为清热、凉血，主治虚劳潮热盗汗、肺热咳喘、吐血、衄血、血淋、消渴、高血压、痈肿、恶疮。

【临证参考】

"三黄五地"仅为了便于记忆而作的归纳，临床还要根据辨证来选用。

20. 十步香草

【原文释义】

出自汉代刘向《说苑·谈丛》："十步之泽，必有香草，十室之邑，必有忠士。"比喻处处都有人才。

【中医延伸】

中草药来源于大自然，根据其气味命名的含有香字的中草药有十余种，大多具有辛香气味，故多有行气止痛、疏肝解郁之功效，如香附、香橼、木香、小茴香、香薷等，普遍能疏肝理气、行气止痛，一般用于治疗肝气郁结、气滞气逆引起的善叹息、腹胀、纳差、腹痛、反酸等。沉香、檀香、乳香、降香等则能行气活血、通络止痛，常用于治疗心脑血管和周围血管病变。苏合香、九香虫具有醒神开窍、止痛的功效，常用于治疗心脑血管异常导致的昏迷和胃病导致的腹痛等。

【临证参考】

一般香味药物能够引发人的愉快感，但过度使用往往伤及阴液，出现口干、舌燥等症状。

〜 21. 囫囵吞枣

【原文释义】

囫囵吞枣，把枣整个咽下去，不加咀嚼，不辨滋味。比喻对事物不加分析思考。

【中医延伸】

枣，又称大枣、红枣，自古以来就被列为"五果"（栗、桃、李、杏、枣）之一，其味甘，性平，归脾、胃、心经，具有健脾益胃、补气养血、养血安神、缓和药性等作用，是药食同源的主要食物之一，广泛用于治疗脾胃虚弱、气血不足等引起的乏力、失眠，著名的甘麦大枣汤便是。同时，它还具有缓和药性之功，能够减少药物的不良反应。

酸枣仁，为鼠李科落叶灌木或乔木酸枣的干燥成熟种子，并不是大枣的种子，其味甘、酸，性平，入心、脾、肝、胆经。具有养肝宁心、安神敛汗之功，主要用于治疗肝血不足、虚火上炎所致的失眠、烦躁不安、心悸汗出等。

还有一种叫沙拐枣的药物，别名头发草，为蓼科植物沙拐枣的根或带果全草。味苦涩，性微温。具有清热、解毒、利尿的功效，主治热淋、尿浊、疮疖痈毒、皮肤皲裂等。

【临证参考】

虽然上述三种药物都有"枣"字，但使用时切记不可囫囵吞枣，张冠李戴。

22. 瓜田李下

【原文释义】

出自三国曹植《君子行》："君子防未然，不处嫌疑间，瓜田不纳履，李下不整冠。"意指正人君子要主动远离一些有争议的人和事，避免引起不必要的嫌疑。也指易引起嫌疑的地方。

【中医延伸】

瓜是大家熟知的一种水果或者蔬菜，有冬瓜、西瓜、南瓜、北瓜等常见品种。冬瓜能利水消肿，冬瓜子还具有化痰通便的作用。西瓜具有消暑、解渴、利尿作用。把西瓜表皮青色含有蜡质的青皮层刨下，晒干，称为西瓜翠衣，味甘，性凉，煎饮代茶，可治暑热烦渴、水肿、口舌生疮、中暑和秋冬季节因气候干燥引起的咽喉干痛、烦咳不止等疾病。南瓜味甘性温，具有镇喘、明目、消炎、止痛、补中益气等功效，对糖尿病、高血压、消化不良、肾炎等疾病具有良好的疗效。其子叫南瓜子，性平味甘，具有驱虫、消肿之功，用于治疗绦虫、蛔虫、产后手足浮肿、百日咳、痔疮。北瓜别名倭瓜，是葫芦科南瓜属笋瓜的果实，具有补中益气、健脾和胃之功效，是辅助治疗脾胃虚弱的最佳蔬菜之一。

李子既可以作为水果，又是一种解暑利水的药物，其性平，味甘、酸，入肝、肾经，具有生津止渴、清肝除热、利水的功效，主治阴虚内热、骨蒸劳热、消渴引饮、肝胆湿热、腹水、小便不利等病证。

【临证参考】

瓜、李子均可以当水果或蔬菜，也可以当药物食用，但当药物食用时，要注意脾胃虚寒的人不宜大量食用。

23. 造福桑梓

【原文释义】

意为为家乡造福，又称"功在桑梓"。桑和梓是两种乔木的名称。古代，人们常在家宅旁边栽种桑树和梓树。意思是说，看见桑树和梓树，最容易引起对父母的怀念和产生敬爱之心。

【中医延伸】

桑树和梓树可作为中药材的来源，同样造福人类。其中来源于桑树的桑叶，其味甘、苦，性寒，具有疏散风热、清肺润燥、平抑肝阳、清肝明目的功效。桑叶以冬季采摘为主，故多称冬桑叶或霜桑叶。其果实桑葚子，性微寒，味甘、酸，为养心益智、滋补强壮的佳果，同时具有生津止渴、补血滋阴、润肠燥等功效。另外，桑白皮为桑科植物桑除去栓皮的根皮，具有泻肺平喘、利水消肿的功效，常用于慢性支气管炎、哮喘、肺心病等疾病的治疗。

中药梓白皮为紫葳科植物梓树的根皮或树皮的韧皮部，其味苦，性寒，具有清热利湿、降逆止吐、杀虫止痒的功效。主治湿热黄疸、胃逆呕吐、疮疥、湿疹、皮肤瘙痒，一般外用者较多。

【临证参考】

桑梓造福人类，可谓名副其实的贡献。根据不同证候而选择相应药物，来源简单，疗效确切。

24. 八仙过海

【原文释义】

神话故事有八仙求宝献寿、摩揭贪心抢宝、洞宾火烧东海、八仙攻占龙宫、救兵水淹八仙、玉帝派兵发难、大圣力敌天兵、观音出面调解等。

【中医延伸】

在中草药视野中，常常有八大仙草的说法。第一为铁皮石斛，具有护肝利胆、益胃生津、滋阴清热、抑制肿瘤、明目护肤等功效。第二为天山雪莲，具有活血通络、散寒除湿、滋阴壮阳等功效。第三为人参，性较平和，微温不燥，既可补气，又可生津，具有扶正祛邪、增强体质和抗病能力的功效。第四为何首乌，补益肝肾、益精血、壮筋骨。第五为茯苓，味甘、淡，性平，入心、肺、脾经，具有渗湿利水、健脾和胃、宁心安神的功效。第六为灵芝，性平，味甘、苦，归心、肺、肝、脾经，可养心安神、养肺益气、理气化瘀、滋肝健脾。第七为冬虫夏草，味甘，性平，具有补肺肾、止咳嗽、益虚损、养精气之功能。第八为肉苁蓉，肉苁蓉素有"沙漠人参"之美誉，具有补阳不燥，温通肾阳补肾虚，以及补阴不腻，润肠通腹治便秘的功效。因其补性和缓，故得苁蓉（从容）之名。

【临证参考】

是药三分毒，不要迷信仙草。使用得当，根皮果枣均可起死回生；使用不当，参荣胶芝均可祸害身体。

25. 指鹿为马

【原文释义】

指着鹿，说是马。比喻故意颠倒黑白，混淆是非。

【中医延伸】

中药的命名颇为复杂，有按照功效命名的，有按照形态命名的，有按照方位、来源命名的，但有些中药，其命名有些特殊，容易产生误解。

海狗肾，并不是海狗的肾，而是海豹和海豹科动物斑海豹、点斑海豹的阴茎和睾丸。具有暖肾壮阳、益精补髓的功效。主治虚损劳伤、阳痿精衰、早泄、腰膝痿弱、心腹疼痛等病证。

麝香，不是动物麝的睾丸，而是雄麝香腺囊中的分泌物。具有开窍、辟秽、通络、散瘀之功效。治中风、痰厥、惊痫、中恶烦闷、心腹暴痛、癥瘕癖积、跌打损伤、痈疽肿毒。

伏龙肝，不是动物的肝脏，而是柴火灶中烧结的土块，又名中黄土、釜下土，辛温，无毒，具有温中燥湿、止呕止血之功效。治呕吐反胃，腹痛泄泻，吐血、衄血、便血、尿血，妇女妊娠恶阻、崩漏带下、痈肿溃疡。

羊蹄，不是羊的蹄子，而是一种植物，又名野菠菜，药性苦寒，具有清热通便、凉血止血、杀虫止痒之功效。主治大便秘结、吐血、衄血、肠风便血、痔血、崩漏、疥癣、白秃、痈疮肿毒、跌打损伤。

猴枣，不是枣，而是猴科动物猕猴等的内脏的结石，具有消痰镇惊、清热解毒之功效。可治痰热喘嗽、小儿惊痫、瘰疬痰核。

鹿茸，不是鹿皮上的茸毛，而是雄鹿没有长成硬骨而带茸毛的嫩角，含血液。其具有温肾壮阳之功效，用作滋补强壮剂，对虚弱、神经衰弱等有疗效。

羊乳，不是羊的乳汁，而是桔梗科党参属的植物，具有败毒抗癌、补气养血、消肿排脓之功效。可治肺痈、乳痈、肠痈、肿毒、瘰疬、喉蛾、乳少、白带。

狗脊，不是狗的脊背骨，而是蚌壳蕨科植物金毛狗脊的干燥根茎。味苦，性温，能祛风除湿、补肝肾、强筋骨。既有祛邪之力又具补益之功，可治腰痛脊强、不能俯仰以及足膝软弱之证。

【临证参考】

此鹿非鹿非马，中药的使用要做到了解每味中药的来源、性味归经、主治功效，方能对症下药，药到病除。

26. 差之毫厘，谬以千里

【原文释义】

出自《礼记·经解》。毫、厘：两种极小的长度单位。谬：差错。开始稍微有一点差错，结果会造成很大的错误。

【中医延伸】

在众多中草药中，有的仅一字之差，但疗效不尽相同甚至完全不同，具体药物如下。

赤芍与白芍。前者具有化瘀、止痛、凉血、消肿的功效，后者具有养血调经、敛阴止汗、平抑肝阳的功效。

南柴胡（软柴胡）、北柴胡（硬柴胡）和银柴胡。南柴胡解热效果好；北柴胡治疗肝炎效果好，并有明显降低血清转氨酶的作用；银柴胡则味甘，性微寒，为清虚热、清疳热、凉血之品，多用于治疗阴虚发热、骨蒸潮热、盗汗、小儿疳积发热等证。

川贝（母）和浙贝（母）。川贝母能清火、化痰，用于治疗久咳；浙贝母可润肺、清热，用于治疗风热咳嗽。

黄连和胡黄连。前者性寒，能泻火解毒、清热燥湿，可用于治疗热病、泻痢、热盛心烦、湿热痞满、肠炎呕吐、目赤肿痛、痈疖疔疮。后者味苦，性寒，能退虚热、除疳热、清湿热，多用于治疗阴虚潮热、湿热下痢、肝热目痛、痈肿疔疮、痔疮疳热等证。

桑螵蛸与海螵蛸。前者味甘、涩，性平，能益肾、固精、缩尿、止带，常用于治疗遗尿、尿频、遗精、白带诸证。后者为无针乌贼的干燥内壳，俗称墨鱼骨，味咸，性微温，有收敛、制酸、止血等功效，多用于治疗溃疡病、胃酸过多、吐血、崩漏、白带、外伤出血等证。

石决明与草决明。两药均有清肝热、明目退翳之作用。石决明在清肝热的同时又有滋养肝阳之作用，对肝虚血少、视物不清者有较好的效果。草决明长于清泻肝胆实火而明目，故对肝胆郁热、目赤肿痛者较为常用。

苍术与白术。两者均有燥湿健脾作用。苍术行散力强，长于祛风湿、燥湿健脾。白术苦甘性缓，补多于散，长于补脾气。

紫河车和草河车。紫河车，有补气、养血、益精之功效。

草河车，又名蚤休，有清热解毒、镇惊、止痛之功效。

半边莲和半枝莲。半边莲有清热解毒、利尿消肿之功效。半枝莲，又名韩信草，有活血祛瘀、利水消肿之功效。

五味子和五倍子。五味子收敛固涩、益气生津、补肾宁心。五倍子敛肺降火、止咳止汗、涩肠止泻。

浮小麦与淮小麦。两者同出一物。前者味甘，性凉，功专止汗，主要用于治疗自汗、盗汗。淮小麦具有养心安神、养阴平肝之功效。

【临证参考】

差之毫厘，谬以千里。一字之差，主治功效各不相同，需要仔细辨认。

27. 殊途同归

【原文释义】

指通过不同的途径，到达同一个目的地。比喻采取不同的方法而得到相同的结果。

【中医延伸】

中草药中有许多来源相同但因所采摘的部位不同，而出现药性、功效差别较大甚至完全相反的药物，跟殊途同归意思刚好相反，具体药物如下。

麻黄和麻黄根，均来自于麻黄。前者能发汗解表、宣肺平喘、利水消肿、散寒通痹；后者能固表敛汗。

夜交藤、何首乌，均来自何首乌。前者能养心安神、祛风通络；后者能补肝肾、泻肝风、清热解毒。

地骨皮、枸杞子，均来自枸杞。前者能凉血止血、清泄肺热、清热滋阴、解毒；后者能补肾益精、养肝明目。

中药里的"三苏"，即苏叶、苏梗和苏子，分别来自紫苏的叶、茎枝和种子，虽然三者都能和气，但用法也是有区别的。苏梗有理气宽胸、解郁、安胎功效；苏叶能发散风寒、理气宽胸、解郁安胎、解鱼蟹毒；苏子与苏叶作用相似，但发散风寒宜用苏叶，清利上下则宜用苏子。另外，苏子还能定喘化痰。

浮小麦与小麦，均来源于小麦：两者均有益气养心及除热之功能。浮小麦善走表出，止虚汗退浮热效果较佳。小麦清心烦之力胜，为治疗心脏疾病之良药。

附子、乌头及天雄，均来源于附子。附子味辛，性大热，为补助元阳之主药，其力能升能降，能内达能外散，其原种之附子则成乌头矣。乌头之热力弱于附子，而宣通之力更优。若种后不旁生附子，惟原种之本长大，若蒜之独头无瓣者，名为天雄，因其力不旁溢，故其温补力更大而独能称雄也。

【临证参考】

很多中草药虽来源相同，但功效各异甚至截然相反，临床使用需要自己细加分辨。

28. 变废为宝

【原文释义】

事物之所以被称为"废"，是因为它已不能发挥自身的使用价值了，但这并不代表它不具有使用价值，而是因为它的使用价值在特定的历史条件下不能发挥出来。

【中医延伸】

很多生活中看似没用的废物，在中医的视野里往往具有很好的疗效，可以变废为宝，具体药物如下。

蚕砂又名蚕矢，是家蚕的干燥粪便。有燥湿、祛风、和胃化浊、活血定痛之功效。能祛风湿、止痛。民间用蚕砂作枕芯的填充物，有清肝明目之功效。

五灵脂为鼯鼠的粪便。其味甘，性温，入肝经，有通利血脉、散瘀止痛之功效。主治血滞、经闭、腹痛。

蝙蝠的干燥粪便叫"夜明砂"，其味辛，性寒，入肝经，有清热明目、散血消积之功效，可用于青盲、雀目、内外障翳、疳积、瘀血作痛的治疗。

龙涎香，是海中动物抹香鲸的呕吐物，具有化痰、散结、利气、活血等功效。

左盘龙其实就是鸽子的粪便。具有消肿、杀虫的功效，能治腹中痞块、瘰疬。

童子尿，男孩性发育之前产生的尿液。童子尿味咸，性寒，无毒，主治寒热头痛。

【临证参考】

除蚕砂、五灵脂偶见临床使用外，上述其他药物已经很少用于临床，但在阅读古代医案时，仍旧可以看到它们的影子。这也算是一种变废为宝。

29. 药食同源

【原文释义】

"药食同源"是说中药与食物是同时起源的。许多食物即药物，它们之间并无绝对的分界线。

【中医延伸】

能入药的食物大体分为以下几类：可以做调料，起到辛辣发散、温胃散寒、温经通络作用的有丁香、八角茴香、小茴香、肉豆蔻、香橼、黑胡椒、花椒、高良姜、肉桂等；健脾和胃类的有山药、山楂、佛手、香薷、芡实、赤小豆、莱菔子、莲子、砂仁、茯苓、白扁豆、白扁豆花、薏苡仁、黄精、紫苏、葛根；清热利咽、解毒消肿类的有淡竹叶、淡豆豉、菊花、菊苣、黄芥子、金银花、青果、鱼腥草、胖大海、薄荷、槐米、蒲公英、鲜白茅根、鲜芦根、马齿苋、罗汉果；安神类的有酸枣仁、百合、郁李仁；补益肝肾类的有益智仁、枸杞子、桑葚。

【临证参考】

虽然中医学有药食同源之说，但药物和食物毕竟不尽相同，食补不能完全代替药补。

🌀 30. 百足之虫，死而不僵

【原文释义】

原指蜈蚣或马陆之多足虫类，虽断其体，亦能死而不僵。后喻有权势之贵族，或官僚之家，虽已衰败，但仍能维持表面繁荣与兴旺之假象。

【中医延伸】

中药中有一类药物叫动物药，动物药按照来源，又可析出一类叫虫类药物。常见的虫类药物有以下几种。

地龙，具有清热、平肝、止喘、通络之功效，可用于治疗热病惊狂、小儿惊风、咳喘、头痛目赤、咽喉肿痛、小便不通、风湿关节疼痛、半身不遂等。

僵蚕，具有祛风定惊、化痰散结之功效，可用于治疗惊风抽搐、咽喉肿痛、皮肤瘙痒、颌下淋巴结炎、面神经麻痹。

蜈蚣，具有息风止痉、攻毒散结、通络止痛的功效，用于治疗小儿惊风、抽搐痉挛、中风口眼㖞斜、半身不遂、破伤风、风湿顽痹、疮疡、瘰疬、毒蛇咬伤。

全蝎，具有息风止痉、攻毒散结、通络止痛的功效，用于治疗小儿惊风、抽搐痉挛、中风口㖞、半身不遂、破伤风、风湿顽痹、偏正头痛、疮疡、瘰疬。

水蛭，具有破血、逐瘀、通经的功效，能治蓄血、癥瘕、积聚、妇女经闭、干血成痨、跌扑损伤。

地鳖虫，别名叫土元，具有逐瘀、破积、通络、理伤的功效，可治疗闭经、产后瘀血腹痛、跌打损伤等。

【临证参考】

虫类药大多具有搜风通络的功效，一般用于治疗经络不通所致的肢体瘫痪、抽动、风湿痹痛等。

🌥 31. 艾草苦蒿

【原文释义】

艾草苦蒿是指微不足道的乡间野草，后来多用于自谦之词，比如自己微不足道，上不了台面。

【中医延伸】

艾草、苦蒿等这些乡间野草，在中医视野中，具有较高的药用价值。其中艾草，又称香艾、苦艾，以叶入药，性温味苦、无毒，为纯阳之性，通十二经，走三阴，芳香温散，可升可降，具有祛湿散寒、止血止痛、温血活血、健胃强壮等功效。可以内服，也可以外用，还可以和针灸等配合使用。另外，还可以绞汁成为食品的天然着色剂。常用于治疗冲任虚寒导致的月经不调、小腹冷痛、风寒湿痹、寒性腹泻、湿阻等。苦蒿，别名鱼胆草、苦艾，全草入药，味苦，性凉，归肺、胃经。具有清热消炎、泻火解毒的作用。用于治疗急性黄疸型肝炎、牙痛、慢性气管炎、口腔炎、咽喉炎、扁桃体炎、肾炎、疟疾；外用可治眼结膜炎、中耳炎、疮疡、湿疹、外伤出血等。

【临证参考】

艾草、苦蒿，生于乡野，随手可取，使用广泛，可谓"穷山沟里飞出的金凤凰"。

32. 一统江山

【原文释义】

一统江山（一桶姜山）是说乾隆皇帝寿诞，全国百官都进献各样名贵寿礼，宰相刘墉却拎着一桶生姜进献给皇上，这一举动让众人哗然。刘墉说，桶里的生姜层层叠叠如同山一样，因此这份礼物的名字就叫一桶（统）姜（江）山。这样一说，平凡的一桶生姜就显得身价非凡，乾隆皇帝自然也龙颜大悦。

【中医延伸】

生姜及其加工炮制品广泛用于临床，治疗许多疾病。其中生姜味辛，性温，具有发汗温中、止呕解毒、宣肺祛痰、解毒之功效，主治伤寒头痛呕吐、胃寒腹痛、形寒咳嗽，同时能解半夏、南星、附子、乌头之毒。干姜是生姜干品，味辛，性热，具有温中散寒、暖脾和胃、回阳救逆、温肺化饮、温经止痛的功效。一般用于治疗厥逆亡阳、脉微肢冷、脾胃虚寒、便溏泄泻、中寒腹痛、寒饮咳嗽、吐血便血。炮姜为干姜炒至表面微黑、内呈棕黄色而成，辛苦大热，具有温经止血、补虚回阳之功效。常用于治疗腹痛泄泻、吐血、下血诸证。有人概括三者的性效为："生姜走而不守，干姜能走能守，炮姜守而不走。"可谓中的之言。此外还有煨姜、黑姜、姜皮、姜汁等因加工炮制不同，性味也有所差异。其中：生姜皮善于消肿退湿；生姜汁善于化痰通络。

【临证参考】

药食同源的生姜，因其炮制不同，具有不同的功效，需要区别选用。

33. 粉饰太平

【原文释义】

意思是把社会黑暗混乱的状况掩饰成太平的景象。出自宋代周密《武林旧事·酒楼》："官中趁课初不借此，聊以粉饰太平耳。"

【中医延伸】

在古代，许多中药磨粉后被用作美容产品，甚至有些药粉沿用至今，目前常见的如珍珠粉等。在《本草纲目》中特别写道："珍珠味咸甘寒无毒，镇心点目；珍珠涂面，令人润泽好颜色。涂手足，去皮肤逆胪；坠痰，除面斑，止泻；除小儿惊热，安魂魄；止遗精白浊，解痘疗毒……令光泽洁白。"此外，把中药龙骨和牡蛎研粉外敷，具有收敛止汗、生肌敛疮之功效，也具有一定的美容作用。

另外，古籍医案中还有一个美白的方子，叫七白散，后来简化到六白散、四白散。四白散即把白芷、白附子、白及、白蔹四种中药打成粉，然后用槐花蜜调成面膜，每天晚上临睡前敷 20 分钟后用清水洗干净，有治疗痤疮和美白的作用。

【临证参考】

临床上珍珠母、龙骨等既可内服，也可外用，均能够起到内外兼修的美容美白作用。

🌥 34. 藕断丝连

【原文释义】

藕断了，但藕丝仍连在一起。比喻表面上断绝了关系，实际上双方或一方对另一方在感情上仍有牵连。亦作"藕断丝联""丝连藕断"。

【中医延伸】

藕，又称莲藕，为莲科植物的根茎，可餐食也可药用。其味甘，性凉。生品清热生津、凉血止血；熟用补益脾胃、益血生肌。其子为莲子，具有清心醒脾、补脾止泻、养心安神之功效；其叶为荷叶，具有消暑利湿、健脾升阳、散瘀止血的功效；干燥雄蕊为莲须，具有固肾涩精的功效；莲子的心为莲心，具有清心降火的功效。

【临证参考】

藕和莲子本是同根生，功效各不同。它们既可当作食品食用，又可作为药物健身防病。

35. 萍水相逢

【原文释义】

萍随水漂泊，聚散无定。比喻素不相识之人偶然相遇。出自唐代王勃《秋日登洪府滕王阁饯别序》："萍水相逢，尽是他乡之客。"

【中医延伸】

中药浮萍，为浮萍科浮萍属水生植物浮萍的带根全草，别称青浮萍草。广布于世界各地，池塘、湖泊、稻田内常见。可作家畜和家禽的饲料。性寒，味辛，功能发汗透疹、清热利水，主治表邪发热、麻疹、水肿等证，特别是中医水肿中辨证属于风水见证的。

【临证参考】

浮萍临床常用于水肿，特别是风水等外感风湿水邪引起的水肿，相当于现代急性肾小球肾炎等疾病的治疗。

36. 桂折一枝

【原文释义】

出自唐代白居易《喜敏中及第偶示所怀》："自知群从为儒少，岂料词场中第频。桂折一枝先许我，杨穿三叶尽惊人。"比喻登科及第。

【中医延伸】

在中医方剂中，桂枝汤（桂枝、芍药、甘草、大枣、生姜）为解表类中药的主方，具有辛温解表、解肌发表、调和营卫之功效。主治头痛发热、汗出恶风、鼻鸣干呕、苔白不渴、脉浮缓或浮弱者。临床常用于治疗感冒、流行性感冒、原因不明的低热、产后或病后低热、妊娠呕吐、多形红斑、冻疮、荨麻疹等属于营卫不和者。

其中的君药桂枝，味辛、甘，性温，具有散寒解表、温通经脉之功效。可治疗风寒表证、寒湿痹痛、四肢厥冷、经闭痛经、癥瘕结块、胸痹、心悸、痰饮、小便不利等多种疾患。

与桂枝密切相关的另外一种中药为肉桂，味辛、甘，性大热。主治肾阳不足、命门火衰导致的畏寒肢冷、腰膝酸软、阳痿遗精、小便不利或频数、短气喘促、浮肿尿少诸证。

【临证参考】

桂枝汤为治疗外感病诸方中的代表方，甚至有"掌握桂枝汤，外感不用慌"的说法。除了治疗外感病外，目前桂枝汤还可用于治疗胃肠道疾病、关节炎、头疼等多种疾病。

37. 松柏之寿

【原文释义】

松树和柏树，均为常绿植物，耐受严寒，民间认为其为长寿的象征。

【中医延伸】

中医学中的松节油，为松科植物马尾松、油松或同属数种植物的树脂除去挥发油后所留存的固体部分，具有祛风燥湿、排脓拔毒、生肌止痛的功效。主治痈疽恶疮、瘰疬瘘疮、疥癣、白秃、疠风、痹证、金疮、扭伤、妇女白带以及西医所说的血栓闭塞性脉管炎。

侧柏叶，为柏科植物侧柏的干燥枝梢和叶，味苦涩，性微寒，具有凉血止血、化痰止咳、生发乌发的功效。用于治疗吐血、衄血、咯血、便血、崩漏下血、肺热咳嗽、血热脱发、须发早白。炒炭名侧柏叶炭，具有凉血止血功能，用于治疗各种热性出血如鼻血、牙龈出血、咳血甚至便血等。

【临证参考】

松节油一般外用较多；侧柏叶多内服，也用于外洗。

38. 拔了萝卜地皮宽

【原文释义】

比喻为了行事方便而把碍眼的事物去掉。也比喻为了扩展地盘而排挤别人。

【中医延伸】

中医学中萝卜具有很好的药用价值。其中白萝卜下气消食、除痰润肺、解毒生津、和中止咳、利大小便，主治肺热吐血、气胀食滞、饭食不消化、痰多、口干舌渴、小便不畅、酒毒；生品捣汁服食则可治消渴、吐血、衄血、声嘶咽干、胸膈饱闷、大小便不畅。其种子也为中药，名莱菔子，具有消食除胀、降气化痰之功效，用于治疗饮食停滞、脘腹胀痛、大便秘结、积滞泻痢、痰壅喘咳。药效较猛，有"冲墙倒壁"之称，临床用于治疗实（食、湿、积滞）证。

另有胡萝卜，味甘，性平，具有健脾消食、补肝明目、清热解毒、透疹、降气止咳之功效，用于治疗小儿营养不良、麻疹、夜盲症、便秘、高血压、肠胃不适、饱闷气胀等的治疗。

【临证参考】

民间谚语有"冬日萝卜赛人参"之说，可见萝卜具有很好的药用及食用价值。其实不光冬季，其他季节萝卜也是很好的保健食物。

39. 借酒浇愁

【原文释义】

用喝酒来浇灭郁积在心中的气愤或愁闷。出自明代李开先《后冈陈提学传》："只恁以酒浇愁，愁不能遣，而且日增。"

【中医延伸】

医学的"医"字，其繁体字为"醫"，下面的"酉"是象形字，就像酒坛之形，可见医学与酒有密切的关系。《说文》："酉，就也。八月黍成，可为酎（重酿的醇酒）酒。""醫，治病工也，酒所以治病也。"

中医学认为，酒苦、甘、辛，大热、有毒，能"行药势，通血脉，润皮肤，散湿气，除风下气"。《本草拾遗》有"消忧发怒，宣言畅意"的记载，说明酒可以影响人的精神活动。在《本草纲目》中，仅药酒方就达69种之多，涵盖了内、外、妇、骨伤以及养生保健等诸领域。酒具有行气活血之功效，对于焦虑、抑郁具有一定的疗效。

【临证参考】

酒是药物，既能养人，亦可害人。临床使用需要适当小心。

40.噬脐莫及

【原文释义】

噬脐:用嘴咬肚脐。自己咬自己肚脐,肯定够不着。比喻后悔也来不及。

【中医延伸】

脐,位于腹部正中央凹陷处,是新生儿脐带脱落后所遗留下来的一个生命根蒂组织,属于中医经络系统中任脉的一个重要穴位——神阙穴。神阙穴是全身361个穴位中唯一看得见、摸得着的穴位。对神阙穴名含义的解释,主要有两种:一种是指神之所舍其中,即生命力所在处;另一种是指神气通行出入的门户,为胎儿从母体获取营养的通道,并维持胎儿的生命活动。

神阙穴邻近胃、肝胆、胰、肠等器官,通过对神阙穴的温养,可以治疗腹痛、腹泻、急慢性胃痛、胃下垂、顽固性呃逆、功能性消化不良、结肠炎、脱肛等证。另外与肚脐有关的中药有坎炁,是干燥的脐带,具有补肾纳气、平喘、敛汗等功效,能治肾虚喘促、肺虚久咳、自汗盗汗等证。

【临证参考】

艾灸神阙穴能够温肾壮阳、健脾和胃。坎炁属于血肉有情之品,具有补益精血作用。

41. 花天酒地

【原文释义】

《官场现形记》第二十七回："贾某总办河工，浮开报销，滥得报举。到京之后，又复花天酒地，任意招摇。"花，比喻美女，旧指娼妓或娼馆。语指整天妒妓饮酒，形容沉湎于吃喝嫖赌的荒淫腐化生活。

【中医延伸】

中药泡酒在我国已有几千年的历史，《素问》载有"上古圣人作汤液醪醴"，这里的"醪醴"就是治病的药酒。时至今日，药酒仍在广泛使用。由于酒本身有行血活络的功效，常作为溶剂使用。酒中的药物，往往根据临床辨证的不同，选用合适的药物，如：温经散寒可选用花椒、干姜；活血化瘀可选用桃仁、红花；祛风胜湿选用防风、白花蛇；温肾壮阳选用鹿茸、虎骨；等等。

【临证参考】

中药药酒，要根据不同的病证，选用不同的药物泡制服用，才能达到较好的疗效。

42.歙漆阿胶

【原文释义】

出自明代李昌祺《剪灯余话》卷二《田洙遇薛源联句记》："歙漆阿胶忽纷解，清尘浊水何由逢。"安徽歙县的漆，山东东阿的阿胶，合在一起即指胶漆，比喻情意相投。

【中医延伸】

中药泽漆，别名五朵云、猫眼草，味辛苦，性微寒，有毒。利水消肿、化痰散结、杀虫，用于治疗水肿、肝硬化腹水、细菌性痢疾；外用治淋巴结结核、结核性瘘管、神经性皮炎。

阿胶以驴皮为主要原料，用阿井之水熬制而成，味甘，性平，无毒。归肺、肝、肾经。能补血、止血、滋阴润燥，用于治疗血虚萎黄、眩晕、心悸、多种出血证、阴虚证及燥证。

其他的胶类药物还有：龟板胶，是用龟科动物龟的腹甲及背甲熬制而成的胶，味甘、咸，性平。具有滋阴、补血、止血之功效，用于治疗骨蒸劳热、吐血、衄血、久咳、遗精、崩漏、带下、腰痛、骨痿、阴虚风动、久痢、久疟、痔疮、小儿囟门不合。

鹿角胶，为鹿科动物梅花鹿或马鹿已骨化的老角熬制而成的胶，味甘、咸，性温。能温补肝肾、益精血、止血，用于治疗肾阳虚衰、精血不足、虚弱消瘦、虚寒性吐血、崩漏、尿血等。

鳖甲胶，为甲鱼的背甲熬制而成的胶，味甘、咸，性平，入肺、肝、肾经。具有滋阴、补血、退热、消瘀的功效，治阴虚潮热、久疟不愈、癥瘕疟母、痔核肿痛。

【临证参考】

泽漆具有一定的毒性，现在临床极少用；胶类物质大多含有胶原蛋白，常用于膏方进补中，一则膏料滋补，二则可以增加药膏黏稠度。

43. 信口雌黄

【原文释义】

信，任凭，听任。雌黄是一种矿物，在古时人们写字时用的是黄纸，如果把字写错了，用这种矿物涂一涂，就可以重写，所以，成语的源头就出于此。

【中医延伸】

雌黄是一种单斜晶系矿石，有剧毒。药用雌黄，别名黄安，功效为燥湿、杀虫、解毒，用于治疗疥癣恶疮、蛇虫咬伤、虫积腹痛及寒痰咳喘。有了雌黄，就相应的有雄黄。雄黄又称作石黄、黄金石、鸡冠石，是一种含硫和砷的矿石，质软，性脆，置于阳光下曝晒，会变为黄色的雌黄和砷华。功效为燥湿、祛风、杀虫、解毒，治疗疥、秃疮、痈疽、走马牙疳、缠腰蛇丹、破伤风、蛇虫咬伤、腋臭、臁疮、哮喘、喉痹、惊痫、痔瘘。

【临证参考】

现在多作为外用药物，内服需要在医生的指导下使用。

☁ 44. 反弹琵琶

【原文释义】

反弹琵琶是敦煌壁画《观无量寿经变》的局部，系中唐作品。图片中人物又奏乐又跳舞，把高超的弹奏技艺、绝妙的舞蹈本领优雅迷人地集中在肩上的琵琶上。

【中医延伸】

中药中有果实曰枇杷，味甘、酸，性平，入肺、胃经，能清肺生津止渴，主要用于治疗肺热和咳嗽、久咳不愈、咽干口渴及胃气不足等病证。枇杷叶为枇杷果树的叶子，又名巴叶、芦桔叶，具有清肺止咳、和胃利尿、止渴的功效，常用于治疗肺热咳嗽、痰多色黄以及胃热引起的呕逆，或者口干消渴、肺风面疮、粉刺。

【临证参考】

枇杷可直接食用，枇杷叶可煎服。枇杷叶不去背面绒毛，会刺激咽喉导致咳嗽，所以使用时必须要刷去绒毛。

45. 大禹治水

【原文释义】

禹，夏朝的第一个国君。大禹曾全心全意治理水患为百姓谋福祉。

【中医延伸】

中药禹余粮，为氢氧化物类矿物褐铁矿，主含碱式氧化铁。味甘、涩，性微寒，归胃、大肠经。具有涩肠止泻、收敛止血的功效，用于治疗久泻、久痢、崩漏、白带。

治水肿的中药可分为利水渗湿药、清热利湿药和利水通淋药三类。利水消肿药味多甘淡，性平或微寒，主治水湿内停之水肿、小便不利等证，常用药有茯苓、猪苓、薏苡仁、蟋蟀等；利水通淋药性味多苦寒或甘淡寒，主治下焦湿热淋证，常用药有冬葵子、萹蓄、瞿麦、石韦、海金沙、金钱草、扛板归、蝼蛄等；清热利湿药，主要用于治疗湿热水肿、小便不利、湿热黄疸、赤白带下、湿热泻痢、湿温暑温等证，常用药有泽泻、车前子、车前草、滑石、木通等。

【临证参考】

利水药物的选用要根据病因和兼证，区别使用。

46. 画卵雕薪

【原文释义】

在鸡蛋、薪木上雕画图形，是古代富豪生活穷奢极欲的一种表现。

【中医延伸】

中医学把鸡蛋壳的内膜称为"凤凰衣"，别名包括鸡卵中白皮、鸡子白皮、凤凰蜕、鸡蛋膜衣、鸡蛋衣等。味甘、淡，性平，归脾、胃、肺经，具有养阴清肺、敛疮、消翳、接骨等功效。主治外咳气喘、咽痛失音、淋巴结核、溃疡不敛、目生翳障、头目眩晕、创伤骨折等。

中药鸡子黄，味甘，性平，归心、肾、脾经。能滋阴润燥、养血息风，主治心烦不得眠、热病痉厥、虚劳吐血、呕逆、下痢、烫伤、热疮、肝炎、小儿消化不良。

【临证参考】

鸡蛋本身具有很好的营养价值，是人们生活中不可缺少的主要食物之一。

47. 四大金刚

【原文释义】

四大金刚是中国汉传大乘佛教中四尊守法尊天神的代称，分别是东方持国天王、南方增长天王、西方广目天王和北方多闻天王，是佛教伽蓝中最为重要的护法神，相传坐于须弥山。

【中医延伸】

大黄、人参、附子、熟地一起被称作中药的"四大金刚"。大黄，别名川军、将军，号称"药中张飞"，其味苦，性寒，入胃、大肠、肝经，具有泻热毒、破瘀血、荡积滞、利胆退黄的功效，对火眼赤痛、湿热黄疸、食积、泻痢、实热便秘、吐血、衄血、血瘀闭经等多种病证有较好疗效。临床上，用其止血宜炒炭，通便宜后下。人参被人们称为"百草之王"，味甘、微苦，性微温，归脾、肺、心、肾经，气雄体润，升多于降，具有补气固脱、健脾益肺、宁心益智、养血生津的功效，主治大病、久病、失血、脱液所致元气欲脱、神疲脉微，脾气不足之食少倦怠、呕吐泄泻，肺气虚弱之气短喘促、咳嗽无力，心气虚衰之失眠多梦、惊悸健忘、体虚多汗，津亏之口渴、消渴，血虚之萎黄、眩晕，肾虚之阳痿、尿频，气虚之外感。附子具有回阳救逆、补火助阳、逐风寒湿邪之功效，主治亡阳虚脱、肢冷脉微、阳痿、宫冷、心腹冷痛、虚寒吐泻、阴寒水肿、寒湿痹痛等。熟地又名熟地黄，味甘，性微温，归肝、肾经，具有补血滋阴的功效，用于治疗血虚萎黄、眩晕、心悸失眠、月经不调、崩漏等证，可用于治疗肾阴不足的潮热骨蒸、盗汗、遗精、消渴等，如六味地黄丸中就使用了大量的熟地，具有补精益髓功效，用于治疗肝肾精血亏虚的腰膝酸软、眩晕耳鸣、须发早白等。

【临证参考】

药有个性之长，临床使用应根据证候不同，辨证论治。

48. 不管三七二十一

【原文释义】

不顾一切，不问是非缘由。

【中医延伸】

中药三七，表示该药作药物使用时，生长年限必须是三至七年。明代著名药学家李时珍称其为"金不换"。清代药学著作《本草纲目拾遗》记载："人参补气第一，三七补血第一，味同而功亦等，故称人参三七，为中药中之最珍贵者。"味甘、微苦，性温，归肝、胃、心、肺、大肠经。能化瘀止血、活血定痛，主治咳血、吐血、便血、崩漏、外伤出血、跌打肿痛及血瘀证。

【临证参考】

三七现在多用于心脑血管病等疾病的治疗，可煎煮或者研成粉末吞服，以后者为多。

49. 皤皤国老

【原文释义】

年老的国家重臣；元老。

【中医延伸】

甘草别名国老、甜草、甜根子，是一种常用的补益中草药。味甘，性平或温，入脾、胃、肺经。具有益气补中、缓急止痛、润肺止咳、泻火解毒、调和诸药的功效。主治倦怠食少、面黄肌瘦、心悸气短、腹痛便溏、四肢挛急疼痛、脏躁、咳嗽气喘、咽喉肿痛、痈疮肿痛、小儿胎毒及药物、食物中毒。用于治疗脾胃虚弱、倦怠乏力。据传陶弘景开的药方中都有甘草，有病人问甘草是不是能医百病。陶弘景笑道："甘草甘平补益，又能缓能急，对一些性情猛烈的药物，可监之、制之、敛之、促之；在不同的药方中，可为君为臣，可为佐为使，能调和众药，使它们更好地发挥药效。在药的王国里，甘草是国之药老。"从此，人们就把甘草称作"国老"了。

【临证参考】

虽然甘草具有较多的功效，使用频率极高，但湿气较重者宜慎用。

50. 嗟来之食

【原文释义】

春秋时齐国发生饥荒，有人在路上施舍饮食，对一个饥饿的人说"嗟，来食"，饥饿的人说，我就是不吃"嗟来之食"，终于不食而死（见于《礼记·檀弓》）。后泛指带有侮辱性的施舍。

【中医延伸】

中国台湾、海南、湖南以及广东部分地区盛行咀嚼槟榔，可谓"嗟来之食"。其实槟榔又名橄榄子、洗瘴丹、大腹槟榔、槟榔子、青仔、槟榔玉、榔玉，为棕榈科植物槟榔的种子。味苦、辛，性温，归胃、大肠经。能驱虫、消积、下气、行水、截疟，治疗虫积、食滞、脘腹胀痛、泻痢后重、脚气、水肿、疟疾。槟榔是重要的中药材。南方一些少数民族还有将槟榔作为一种咀嚼嗜好品的习俗。嚼食时，用放有少量灰浆的"扶留叶"包裹，放入口中慢慢嚼咽，直至口中生津、口唇变红。

【临证参考】

专家提醒，吃槟榔对健康不利，应控制咀嚼槟榔的量，最好停止食用槟榔。有嚼食槟榔习惯的人如出现口腔内溃疡久治不愈、口腔黏膜有白斑或暗斑等征兆，应及时到医院检查以排除癌变可能。

51. 草菅人命

【原文释义】

把人的性命看得像野草一样轻贱，随意加以摧残。形容官吏草率处理案件，使无罪者屈死。也指反动统治者滥施淫威，任意残害人命，也作"草菅民命"。

【中医延伸】

中药中有一味草药，名曰断肠草，含多种极毒的生物碱，误食能使人断肠致命。现代研究发现其导致中毒后引起晕眩，咽腹剧痛，口吐白沫，瞳孔散大，下腭脱落，肌肉无力，心脏及呼吸衰竭而死亡。其味苦、辛，性温，有大毒。具有攻毒拔毒、散瘀止痛、杀虫止痒的功效，常用于治疗皮肤湿疹、体癣、脚癣、跌打损伤、骨折、痔疮、疔疮、麻风，还可杀蛆虫、孑孓。只能外用，禁止内服。

【临证参考】

因其内服有大毒，故常外用，现临床极少使用。

52. 车前之草

【原文释义】

古代有位将军在行军中发现，马在劳累或腹胀时总是嚼食

一种牛耳形状的草。他苦于不知道草的名字。有一天，他看到
这种植物大量生长在行军的车前，故取名车前草。

【中医延伸】

车前子，车前草的种子，味甘，性微寒。药分生用、炒
用或盐水炒用。具有清热利尿、渗湿通淋、清肝明目、清肺
化痰的功效，用于治疗小便不利、水肿、淋证或膀胱湿热、
尿赤涩痛等，常与木通、滑石配伍，治暑湿泄泻，尤以水泻
最宜。此外，还用于治疗肺热咳嗽痰多。药理研究也证实，
车前子有显著的利尿作用，同时亦能增加尿素、氯化钠、尿
酸等的排泄量，还有止咳、祛痰和降压作用。车前的全草名
车前草，性味、功效与车前子相似，又能清热解毒，用于治
疗热毒痈肿。

【临证参考】

车前草、车前子为临床常用药，具有清热解毒、利尿等作
用，常用于治疗泌尿系统及生殖系统感染，可新鲜取汁服用，
或干品煎汤服用。车前子入煎剂最好用纱布包。

🌥 53. 百年好合

【原文释义】

夫妻永远和好之意。百年指的是人生百年，好合就是好好
地在一起。希望被祝愿的双方能一辈子和睦相处，和和美美地

在一起，不离不弃。

【中医延伸】

中药百合又名山丹、重迈、百合蒜、夜合花等，是百合科百合属多年生草本球根植物，可食，亦作药用。百合味甘、微苦，性微寒，归心、胃、肺经。主治阴虚久嗽、痰中带血、热病后期、余热未清，或情志不遂所致的虚烦惊悸、失眠多梦、精神恍惚以及痈肿、湿疮等。

【临证参考】

百合既可食用，又可入药，属于药食同源植物。

54. 独一无二

【原文释义】

没有相同的或没有可以相比的。出自宋代延寿《宗镜录》卷三十一："独一无二，即真解脱。"

【中医延伸】

中药中有一味药叫独一味，为唇形科植物独一味的根及根茎或全草，又名巴拉努努、吉布孜、麦朵昌巴、哈努巴拉、札江温保、哈吾巴拉、达干木、达折合巴、野秦艽、大巴、打布巴。味苦，性微寒，有小毒，具有活血、行瘀、消肿、止血的功效，治跌伤筋骨、闪腰挫气、关节积黄水。

【临证参考】

独一味胶囊用于多种外科手术后的刀口疼痛、出血，外伤骨折，筋骨扭伤，风湿痹痛以及崩漏、痛经、牙龈肿痛、出血等的治疗。

🌥 55. 见血封喉

【原文释义】

箭毒木的乳白色汁液含有剧毒，一经接触人畜伤口，即可使中毒者心脏麻痹（心率失常）、血管封闭、血液凝固，以致窒息死亡，所以人们称它为"见血封喉"。

【中医延伸】

中药中并不用箭毒木的毒汁，但有一味中药叫血竭，也是树的汁液，又名麒麟竭、海蜡、麒麟血、木血竭。果实内含深赤色的液状树脂，常由鳞片下渗出，干后如血块样。味甘、咸，性平，有小毒，归心、肝经，具有散瘀定痛、止血、生肌敛疮的功效。主治跌打损伤、内伤瘀痛、痛经、产后瘀阻腹痛、外伤出血不止、瘰疬、臁疮溃久不合及痔疮。

【临证参考】

血竭作为一种活血止痛的中药，在治疗跌打损伤方面具有较好的疗效，活血不伤血，一药具有攻补两方面的作用。

56. 昙花一现

【原文释义】

指美好的事物出现的时间很短。出自《妙法莲华经·方便品》："佛告舍利佛，如是妙法，诸佛如来，时乃说之，如优昙钵花，时一现耳。"

【中医延伸】

昙花为仙人掌科植物昙花的花，具有软便去毒、清热疗喘的功效，主治大肠热症、便秘便血、肿疮、肺炎、痰中有血丝、哮喘等症，兼治高血压及血脂过高等。可煮水或炖肉服食，也可用鲜品捣制调蜂蜜饮服。炖肉通常加米酒与清水各半，或略加生地、怀山药及决明子等。

【临证参考】

因昙花来源有限，临床使用不多。

57. 一蒂二花

【原文释义】

金银花，又名忍冬花。金银花一名出自《本草纲目》，由于其初开为白色，后转为黄色，因此得名金银花。药材金银花为忍冬科忍冬属植物忍冬及同属植物干燥花蕾或初开的花。

【中医延伸】

　　金银花，三月开花，微香，蒂带红色，花初开则色白，经一二日则色黄，故名金银花。又因为一蒂二花，两瓣花蕊探在外，成双成对，形影不离，状如雄雌相伴，又似鸳鸯对舞，故有鸳鸯藤之称。金银花自古被誉为清热解毒的良药。它味甘，性寒，气芳香，甘寒清热而不伤胃，芳香透达又可祛邪。金银花既能宣散风热，还善清解血毒，用于治疗各种热性病，如身热、发疹、发斑、热毒疮痛、咽喉肿痛等症，均效果显著。

【临证参考】

　　金银花气味芳香，具有清热解毒作用，目前可以直接泡茶当作饮品使用，也可入药。

58. 六月飞雪

【原文释义】

　　一种奇特的自然现象，产生这种现象多半是夏季高空有较强的冷空气。

【中医延伸】

　　六月雪，茜草科常绿小灌木，高可达90厘米，有臭气。叶革质，柄短。花单生或数朵丛生于小枝顶部或腋生，花冠淡红色或白色，花柱长而突出，花期4月至7月。开细白花，树冠小而枝叶扶疏。喜轻阴，畏太阳，深山叶木之下多有之。根、茎、叶均可入药。其味淡、微辛，性凉。具有舒肝解郁、清热利湿、消肿拔毒、止咳化痰的功效，用于急性肝炎、风湿腰腿痛、痈肿恶疮、蛇咬伤、脾虚泄泻、小儿疳积、带下病、目翳、肠痛、狂犬病的治疗。

【临证参考】

目前常用于慢性肾脏病、尿毒症等疾病的治疗。

👈 59. 起死回生

【原文释义】

使死人或死的动物、植物复活，形容医术高明，比喻挽救了看起来没有希望的事情。

【中医延伸】

中医学中有味中药叫墓头回，感觉有起死回生的意思，其实墓头回又名臭脚跟，为败浆科败浆属多年生草本植物。味苦、微酸涩，性凉，具有清热燥湿、止血、止带、截疟的功效，用于治疗子宫糜烂、早期宫颈癌、白带、崩漏、疟疾。传说一位名医路过墓地，有棺材抬过，他见棺材中漏出鲜血，急叫停下，顺手拔起草药，绞取汁液，嘱死者家属撬开"死者"的嘴，将药汁灌入"死者"口中，"死人"竟然活了。说明墓头回有明显的止血复苏效用。

【临证参考】

目前常用于妇科和泌尿系统炎症及急慢性肠炎、血尿等疾病的治疗。

60. 失魂落魄

【原文释义】

旧指人身中离开形体能存在的精神为魂，依附形体而显现的精神为魄。形容惊慌忧虑、心神不定、行动失常的样子。

【中医延伸】

中药卷柏又名九死还魂草，根能自行从土壤中分离，蜷缩似拳状，随风移动，遇水而荣，根重新再钻到土壤里寻找水分。因其耐旱力极强，在长期干旱后只要根系在水中浸泡就又可舒展，故而得名。其味辛，性平，归肝、心经。具有活血通经之功效，用于治疗痛经经闭、癥瘕痞块、跌扑损伤、面䵟、头风。外用可治刀伤。卷柏炭化瘀止血，用于治疗吐血、崩漏、便血、脱肛。

【临证参考】

卷柏既可内服，又可外用。原植物甚至可以当作艺术盆景来种植。

➴ 61. 五百罗汉

【原文释义】

佛教语。常随释迦牟尼听法传道的五百弟子。《十诵律》卷四："今日世尊与五百罗汉入首波城。"

【中医延伸】

中药罗汉果，是民间用来止咳的常用药物，罗汉树其叶心形，雌雄异株，夏季开花，秋季结果。中医以其果实入药，味甘，性凉，归肺、大肠经，具有清热润肺、止咳、利咽、滑肠通便的功效。因含有罗汉果甜苷、多种氨基酸和维生素等药用成分，主治肺热痰火咳嗽、咽喉炎、扁桃体炎、急性胃炎、便秘等。

【临证参考】

罗汉果可单独煎汤或泡水服用，也可与其他药物一起煎服，对热毒引起的咳嗽具有一定的疗效。

➴ 62. 赤胆忠心

【原文释义】

形容十分忠诚。

【中医延伸】

中药丹参，因其截面中心色红，又名赤参、紫丹参、小红根等，为唇形科植物丹参的干燥根和根茎。具有活血祛瘀、通经止痛、清心除烦、凉血消痈之功效，用于治疗胸痹心痛、脘腹胁痛、癥瘕积聚、热痹疼痛、心烦不眠、月经不调、痛经经闭、疮疡肿痛。现代研究发现其可以扩张血管，改善微循环，加速组织修复等，目前广泛应用于治疗心脑血管，肝、肾纤维化等疾患。

【临证参考】

目前丹参及其提取物在临床上广泛使用。研究发现其含有丹参酮、丹酚酸 A、丹酚酸 B 等，对心脑血管疾病具有一定的治疗作用。

63. 老蚌生珠

【原文释义】

原比喻年老有贤子，后指老来得子。相近词有老蚌珠胎等。

【中医延伸】

中药珍珠母，别称珠牡丹、珠母、明珠母。味咸，性寒，归肝、心经，具有平肝潜阳、安神、定惊明目之功效，治头眩、耳鸣、心悸、失眠、癫狂、惊痫、吐血、衄血、妇女血崩。现在珍珠母打粉多用于美容。

【临证参考】

珍珠母临床常用于治疗心、肝经火旺引起的头昏、失眠、多梦等证候。

64. 豆蔻年华

【原文释义】

少女十三四岁，代指少女的青春年华。出自唐代杜牧《赠别》："娉娉袅袅十三余，豆蔻梢头二月初。"

【中医延伸】

中药中豆蔻有草豆蔻、白豆蔻、红豆蔻几种。草豆蔻又名草蔻，辛辣芳香，性质温和；白豆蔻又称多骨（《本草拾遗》）、壳蔻（《本经逢原》）、白蔻（《本草经解》），皮色黄白，具有油性，辣而香气柔和；红豆蔻也叫红豆、红蔻（《本草述钩玄》）、良姜子（《广西中药志》），颜色深红，有辣味和浓烈的香气。另有肉豆蔻，又名迦拘勒（《本草拾遗》）、豆蔻（《续传信方》）、肉果（《本草纲目》），为肉豆蔻科常绿乔木植物的果实，性状与草豆蔻相近，味辛，性热，归肺、脾、胃经。具有散寒燥湿、解酒毒、化湿消痞、行气温中、开胃消食的功效，用于治疗湿浊中阻、不思饮食、湿温初起、胸闷不饥、寒湿呕逆、胸腹胀痛、食积不消。

【临证参考】

豆蔻气味芳香，除作为药用外，也可以作为调味料。

⌇ 65. 兔丝燕麦

【原文释义】

兔丝：菟丝子。菟丝不是丝，燕麦不是麦。比喻有名无实。

【中医延伸】

中药菟丝子味甘，性温，能补肾固精、养肝明目、止泻、安胎，用于肾虚阳痿、遗精尿频、带下、腰痛、肝肾不足、视物昏花、视力减退、脾肾虚弱、便溏腹泻、肝肾虚损、胎动不安等的治疗。中药燕麦又名野麦子，味甘，性平，能益脾养心、敛汗，有较高的营养价值，可用于体虚自汗、盗汗或肺结核的治疗。燕麦不易脱皮，所以被称为皮燕麦，是一种低糖、高营养、高能量食品。

【临证参考】

菟丝子仅作为药物使用；燕麦既可以入药，又可以作为食品食用。

⌇ 66. 糖舌蜜口

【原文释义】

甜言蜜语，说讨人喜欢的、动听的话。

【中医延伸】

红糖既可以作为食品，也可以用作药物，其主要来源是禾本科植物甘蔗的茎，经压榨取汁炼制而成，又称砂糖、赤红糖、紫沙糖、片黄糖。味甘，性温，能补中缓急、和血行瘀，用于治疗脾胃虚弱、腹痛呕哕、妇女产后恶露不尽。蜂蜜甘甜，现代医学研究发现其具有抗菌消炎、促进组织再生、促进消化、提高免疫力、促进长寿、改善睡眠、保肝、抗疲劳、促进儿童生长发育、保护心血管、润肺止咳等多种作用，也可以用作中药丸剂的赋型剂。蜂房，味甘，性平，归胃经，能攻毒杀虫、祛风止痛，用于治疗疮疡肿毒、乳痈、瘰疬、皮肤顽癣、鹅掌风、牙痛、风湿痹痛。

【临证参考】

红糖、蜂蜜虽然具有一定的保健和治疗作用，但并非每个人都适合，临床进补时需要征求医师意见。

67. 咬姜呷醋

【原文释义】

出自宋代陆游《老学庵笔记》卷六："礼祠主膳，淡吃虀面；兵职驾库，咬姜呷醋。"现在形容生活清苦。

【中医延伸】

生姜味辛，性温，有散寒发汗、化痰止咳、和胃、止呕等多种功效。喝生姜红糖水可治寒性感冒；生姜素有"呕家圣药"之称；生姜还可用于治疗肠炎、痢疾等；生姜外擦对白癜风、斑秃、手癣也有一定治疗效果。醋又名苦酒、淳酢，味酸苦，性温，归肝、胃经，具有杀菌消毒、减肥美容、消除疲劳、防癌抗癌、散瘀止血的功效，主治产后血晕、黄疸、黄汗、吐血、衄血、大便下血、痈疽疮肿，又可解鱼肉之毒。

【临证参考】

民间有"早上三片姜，赛过喝参汤"及"十月生姜小人参"之说，还有"每天三片姜，不劳医生开处方"的谚语。但阴虚火旺患者要慎用生姜。

68. 早韭晚菘

【原文释义】

菘：蔬菜名，品种较多。早春的韭菜和秋末的菘菜，泛指应时的蔬菜。

【中医延伸】

韭菜，叶、花葶和花均作蔬菜食用，具有补肾、健胃、提神、止汗固涩等功效。在中医里，有人把韭菜称为"洗肠草"。其子为韭菜子，具有温肾壮阳的作用，常用于宫寒不孕、阳痿早泄等。

菘，俗称大白菜，味甘，性微寒。具有益胃生津、清热除烦的功效，可除胸中堵塞烦闷、解酒后口渴、消食下气、治瘴疟、止热邪咳嗽。十一、十二月的菘菜汁更好，可和中、利大小便。

【临证参考】

韭和菘都属于药食同源植物，具有一定的保健作用。

69. 装葱卖蒜

【原文释义】

假装糊涂，装腔作势。

【中医延伸】

大蒜具有温中消食、行滞气、暖脾胃、消积、解毒、杀虫的功效，主治饮食积滞、脘腹冷痛、水肿胀满、泄泻、痢疾、疟疾、百日咳、痈疽肿毒、白秃癣疮、蛇虫咬伤以及钩虫、蛲虫等病证。

大葱味辛，性温，有发表、通阳、解毒等功效，对感冒风寒头痛等有较好的治疗作用。葱还可起到发汗、祛寒、利尿作用。在西医视野里葱有舒张小血管、促进血液循环的作用，也有防治血压升高所致的头晕、使大脑保持灵活和预防老年痴呆的作用。经常食用大葱，能较好地维持血脂正常。另外，大葱含有的微量元素硒，对人体中胰岛素的合成起一定作用。

【临证参考】

葱和蒜属于中药中味重性猛之类的药物或食物，热毒内盛、阴虚火旺、痘疮疥癣类患者慎用。

70. 火中取栗

【原文释义】

偷取炉火里烤熟的栗子。比喻冒险为别人出力，自己上了当却一无所得。

【中医延伸】

栗子有"铁杆庄稼""木本粮食"之称，能养胃健脾、补肾强筋、活血止血，主治反胃不食，泄泻痢疾，吐血、衄血、便血，筋伤骨折瘀肿、疼痛，瘰疬肿毒等病证。栗子是碳水化合物含量较高的干果品种，能供给人体较多的热能，并能帮助脂肪代谢，保证机体基本营养物质供应。栗子中含有丰富的不饱和脂肪酸、多种维生素和矿物质，可有效地预防和治疗高血压、冠心病、动脉硬化等心血管疾病，有益于人体健康。栗子含有丰富的维生素C，能够维持牙齿、骨骼、血管、肌肉的正常功用，可以预防和治疗骨质疏松、腰腿酸软、筋骨疼痛、乏力等。

【临证参考】

栗子属于食物，一般不作为药物使用，其具有一定的食疗价值。

❧ 71. 作茧自缚

【原文释义】

老蚕吐丝作茧，把自己包在里面，比喻自己束缚自己。

【中医延伸】

蚕茧别名蚕衣、茧黄、绵蚕、蚕茧壳，味甘，性温，具有止血止渴、解毒疗疮之功效。治疗肠风便血、淋痛尿血、妇女血崩、消渴引饮、反胃吐食、痈疽脓成不溃、疳疮。夏月收集孵化出蚕蛾的茧壳，晒干入药。

【临证参考】

除了治疗上述疾病外，近年来发现蚕茧对蛋白尿有一定的治疗作用。

❧ 72. 甘瓜苦蒂

【原文释义】

出自汉代无名氏《古诗》："甘瓜抱苦蒂，美枣生荆棘。"古语云：甘瓜苦蒂，物不完美。比喻天下之事不可能十全十美。

【中医延伸】

木瓜是蔷薇科植物贴梗海棠的干燥成熟果实。夏、秋两季果实绿黄时采摘，味酸，性温，有舒筋活络、和胃化湿、消食、生津止渴的功效，主治风湿痹证、脚气水肿、吐泻转筋、消化不良、津伤口渴等。

瓜蒂，又叫苦丁香、甜瓜蒂、香瓜蒂，为葫芦科黄瓜属植物甜瓜的果梗。甜瓜种子也作药用。甜瓜盛产期，剪取青绿色瓜蒂阴干即可。瓜蒂苦寒有毒，主入胃经，功善催吐热痰、宿食，而治痰迷癫狂。研末蓄鼻，去湿热退黄疸。

【临证参考】

木瓜可以作为水果食用；瓜蒂目前中医临床使用极少。

☁ 73. 药店飞龙

【原文释义】

飞龙，指中药龙骨。药店飞龙意指药店里的龙骨。比喻人瘦骨嶙峋。出自南朝宋乐府《读曲歌》："自从别郎后，卧宿头不举，飞龙落药店，骨出只为汝。"

【中医延伸】

龙骨，味甘，性平，入心、肝、肾、大肠经，具有镇惊安神、平肝潜阳、止血涩肠、生肌敛疮的功效，治惊痫癫狂、怔忡健忘、失眠多梦、自汗盗汗、遗精淋浊、吐衄便血、崩漏带下、泻痢脱肛、溃疡久不收口。

牡蛎，常和龙骨连用，其味咸，性微寒，归肝、胆、肾经，具有重镇安神、潜阳补阴、软坚散结、收敛固涩的功效，用于治疗惊悸失眠、眩晕耳鸣、瘰疬痰核、癥瘕痞块、自汗盗汗、遗精崩带、胃痛泛酸。煅牡蛎收敛固涩，用于治疗自汗盗汗、遗精崩带、胃痛吞酸。

【临证参考】

龙骨、牡蛎都有平肝潜阳的功效，故临床常作为药对使用。

74. 犀顶龟文

【原文释义】

头顶骨隆起如犀角，脚掌上有龟背纹。旧时所谓贵人之相。

【中医延伸】

中药中很多动物的角质都可以用来做药，如羚羊角、水牛角，动物的外壳也可以用作药物，如龟板、鳖甲等。

羚羊角，味咸，性寒，入肝、心经，能平肝息风、清肝明目、散血解毒，用于治疗肝风内动、惊痫抽搐、妊娠子痫、高热痉厥、癫痫发狂、头痛眩晕、目赤翳障、温毒发斑、痈肿疮毒。

水牛角，味苦、咸，性寒，是中药犀角的代用品，能清热、凉血、定惊、解毒，可治伤寒温疫热入血分、惊狂、烦躁、谵妄、斑疹、发黄、吐血、衄血、下血、痈疽肿毒。

龟板，味咸、甘，性平，能滋阴潜阳、补肾健骨，治肾阴不足、骨蒸劳热、吐血、衄血、久咳、遗精、崩漏、带下、腰痛、骨痿、阴虚风动、久痢、久疟、痔疮、小儿囟门不合。

鳖甲，味咸，性微寒，入肝、肾经，能滋阴潜阳、软坚散结、退热除蒸，用于治疗阴虚发热、劳热骨蒸、虚风内动、经闭、癥瘕、久疟疟母。

75. 薏苡之谤

【原文释义】

同"薏苡明珠"，是指无端受人诽谤而蒙冤的意思。

【中医延伸】

薏苡，即薏米仁，为药食同源的药物之一，味甘、淡，性微寒，有利水消肿、健脾祛湿、清热排脓等功效，临床常有生薏米仁和熟薏米仁之分。生薏米仁偏寒凉，利水渗湿最在行，可以祛湿除风、清热排脓、除痹止痛，对小便不利、水肿、脚气和风湿疼痛等效果显著；熟薏米仁补脾作用增强，而清热解毒作用减弱。另外药用的还有薏苡根，又称米仁根，是植物薏苡的根，入脾、膀胱经，具有清热通淋、祛湿杀虫之功，主治热淋、血淋、石淋、黄疸、水肿、白带过多、脚气、风湿痹痛及蛔虫病。

【临证参考】

熟薏米仁作为主要的保健食品，常和莲子、芡实等一起熬粥或打粉，具有健脾除湿的功效。夏季酷暑时节可作为主要的食疗之品。

🌀 76. 名噪一时

【原文释义】

噪：群鸣。一时名声很大，指名声传扬于一个时期。《思故庐》："柴门入幽梦，落日乱蝉嘈。"蝉嘈一词意指蝉的叫声特别响亮，并且能轮流利用各种不同的声调激昂高歌。

【中医延伸】

蝉蜕，味甘，性寒，归肝、肺经。能散风除热、利咽、透疹、退翳、解痉，用于治疗风热感冒、咽痛、音哑、麻疹不透、风疹瘙痒、惊风抽搐、破伤风。

【临证参考】

蝉体所含营养物质丰富，干基蛋白含量在 70% 以上，脂肪约 7%，维生素及各种微量元素均高于一般肉类食物。

🌀 77. 寻花问柳

【原文释义】

寻：探访。花、柳：比喻妓女。①指游玩观赏春日美景；②喻狎妓。

【中医延伸】

此成语中的花多指桃花。桃花味甘、辛，性微温，有活血悦肤、峻下利尿、化瘀止痛等功效。另外还有美白祛斑功效。
常用于治疗血瘀证、小便不通及各种疼痛等。

柳树一般药用部位为柳树的枝条或柳树叶子，其具有祛
风、利尿、止痛、消肿等功效，常用来治疗风湿痹痛、淋病、
白浊、小便不通、传染性肝炎、风肿、疔疮、丹毒、齿龋、龈肿。

【临证参考】

桃花、柳枝目前主要入外洗方，可以治疗各种类型的皮肤
病，同时兼有一定的美容作用。

78. 君臣佐使

【原文释义】

君臣佐使为方剂学术语，系方剂配伍组成的基本原则。"药
有个性之专长，方有合群之妙用"。组方的目的，就是在辨证
立法的基础上，按照一定的组成原则，选择适当的药物，规定
适当的剂量而组成。中医学将这个法则概括为"君臣佐使"理论。

【中医延伸】

所谓的君药，是针对主病或主症起主要治疗作用的药物，
是方剂中不可缺少的重要组成部分。臣药是协助君药加强治疗
作用的药物，或是针对兼病兼症起治疗作用的药物。佐药有三
种意义：一是佐助药，是加强君、臣药的治疗作用，或直接治
疗次要症状的药物；二是佐制药，是减轻或消除君、臣药峻烈

之性或毒性的药物；三是反佐药，是根据病情需要，在方中配伍少量与君药性味或作用相反而又能在治疗中起相成作用的药物。使药，是引经药和调和药。在组方体例上，君药不宜过多，多则药力分散，而且互相牵制，影响疗效。臣药可多于君药，佐药常常多于臣药，而使药则一二味足矣。总之，在一首方剂中，君药是不可缺少的，而臣、佐、使是否均需具备，以及其药味的多少，则应根据病情和治疗的需要以及所选药物的作用来决定。

【临证参考】

药有个性之长，方有合群之妙，配伍得当，疗效往往更加明显。

79. 和解表里

【原文释义】

中医学治疗术语，伤寒邪气在表者，必渍形以为汗。邪气在里者，必荡涤以为利。其于不外不内，半表半里，既非发汗之所宜，又非吐下之所对，和解表里可治。

【中医延伸】

中医学中和解表里的代表方为柴胡汤，柴胡汤类方共有7方，其中以小柴胡汤为代表。小柴胡汤是和解少阳邪热的主方。以口苦、咽干、目眩、心烦喜呕、往来寒热、胸胁苦满、嘿嘿不欲饮食、脉弦、舌苔白滑为主症。若在此基础上，兼太阳之表不解，而发热恶寒、四肢关节烦疼、呕而心下支结者则用柴胡桂枝汤；兼阳明腑实、大便秘结、心下急、呕不止的，则用大柴胡汤；若但发潮热，而又胃气不和者，则用柴胡加芒硝汤；若兼见太阴里寒，气化不行而见口渴不呕、小便不利、胸满微结、但头汗出等症状，则用柴胡桂枝干姜汤；若兼见谵语烦躁、惊恐不安、小便不利、周身困重、难以转侧等症状者则用柴胡加龙骨牡蛎汤；若因阳气内郁、肝胆疏泄不行，而见手足厥冷、胸胁苦满、心下痞塞、下利后重等症状，则用四逆散。

【临证参考】

中医学有一种治疗方法叫"和"法，具有表里同治的作用。

〰 80. 含辛茹苦

【原文释义】

出自宋代苏轼《中和胜相院记》："无所不至，茹苦含辛，更百千万亿生而后成。"辛：辣。茹：吃。形容忍受辛苦或尝尽辛苦。

【中医延伸】

中医方剂中有个著名的系列方——泻心汤，是寒热并用、辛开苦降的代表方，该方出自《伤寒论》，包括五个泻心汤（半夏泻心汤、生姜泻心汤、甘草泻心汤、大黄黄连泻心汤、附子泻心汤），是典型的"含辛茹苦"的方子。半夏泻心汤主要由黄芩、黄连、半夏、生姜、甘草、大枣等组成。方中芩、连苦降泄热，姜、夏辛开散痞，加入参、草、枣补益脾胃，三者组合，寒热互用，苦辛并进，攻补同施，共奏调和寒热、辛开苦降、补益脾胃的功能。其他的四个泻心汤是在半夏泻心汤基础上加减而成的。生姜泻心汤，则于半夏泻心汤中减去干姜，加入生姜，变成重在辛散和胃，治痞利并见的方剂，主治胃中不和、心下痞满、干噫食臭、腹中雷鸣下利等症。甘草泻心汤即半夏泻心汤去人参之温燥，重用炙甘草之甘温，着眼于胃气虚弱，主治纳谷不化、腹中雷鸣下利、心下痞满。大黄黄连泻心汤，用黄连、大黄的苦寒泻心火，兼清胃热，并以麻沸渍药汤须臾，取其轻扬以泻心消痞而不伤胃。附子泻心汤则用附片、大黄、黄连、黄芩温阳泻痞，寒热并用，主治下利、畏寒等。

【临证参考】

五个泻心汤，根据临床证型不同，辨证使用，在慢性胃炎、肠炎等胃肠道疾病方面，具有较好的疗效，被历代中医学者所推崇。

81. 青龙白虎

【原文释义】

是指青龙、白虎、朱雀、玄武四大神兽，其名称来源于中国古代天文学中的四象：即东苍龙、西白虎、南朱雀、北玄武。

【中医延伸】

中医学受到古代天文学的影响，许多方剂的命名、功效等，都含有天文学方面的知识，在《伤寒论》中已有青龙汤、白虎汤的记载。青龙汤临床有大青龙汤和小青龙汤之分，其中：大青龙汤(麻黄、桂枝、甘草、杏仁、石膏、生姜、大枣)，具有发汗解表、清热除烦的功效，主要用于发热恶寒俱盛、全身疼痛、无汗烦躁、脉浮紧有力者的治疗；小青龙汤(麻黄、芍药、细辛、干姜、甘草、桂枝、半夏、五味子)，具有解表化饮、止咳平喘的功效，主要用于治疗恶寒发热、无汗、咳嗽喘促、痰多而稀、不渴饮，或身体疼重、头面四肢浮肿、舌苔白、脉浮或浮滑。白虎汤由石膏、知母、甘草、粳米四味药物组成，具有清热生津之功效，主要用于治疗中医所说的四大症状：身大热(高热)、汗大出(大汗)、口大渴(口渴)、脉洪大。

【临证参考】

青龙汤、白虎汤一般用于治疗中医外感病，目前多用于治疗肺炎、慢支、哮喘等外感风热或风寒表邪，内有湿热水饮停阻的证候。

82. 玄武朱雀

【原文释义】

是指青龙、白虎、朱雀、玄武四大神兽，其名称来源于中国古代天文学中的四象：即东苍龙、西白虎、南朱雀、北玄武。

【中医延伸】

玄武汤（到清代康熙年间因避讳改称真武汤），由茯苓、芍药、生姜、白术、附子组成，具有温阳利水之功效，来源于"水神端坐镇北方，取名真武因卦象"。主要用于治疗阳虚水泛证，主要表现为畏寒肢厥、小便不利、心下悸动不宁、头目眩晕、身体筋肉𬌗动、站立不稳、四肢沉重疼痛、浮肿、腰以下为甚，或腹痛、泄泻，或咳喘呕逆，舌质淡胖、边有齿痕、舌苔白滑，脉沉细。

朱雀汤目前尚无定论，一般认为是黄连阿胶汤，该方主要由黄连、阿胶、黄芩、芍药、鸡子黄组成，具有养阴泻火、益肾宁心的功效。治少阴病，得之二三日以上，心中烦，不得卧。

【临证参考】

玄武汤一般用于治疗阳虚水泛的水肿、腰痛等，现代常用于治疗急慢性肾炎的水肿、腰痛等。黄连阿胶汤一般用于治疗阴虚火旺之失眠、多梦、心烦等。

83. 三补三泻

【原文释义】

补为补益，泻为泻下，三补三泻是指一首方剂中同时具有补益和泻下作用的药物。

【中医延伸】

中医处方讲究阴阳调和、补泻兼施，最具有代表性的方剂为大家熟知的六味地黄丸。方中熟地滋肾填精，山药补脾固精，山萸肉养肝涩精，统称为"三补"。泽泻清泻肾火，并防熟地之滋腻；茯苓淡渗脾湿，以助山药之健运；丹皮清泄肝火，并制山萸肉之温：谓之"三泻"。六药合用，补中有泻，寓泻于补，相辅相成，补大于泻，共奏滋补肝肾之效。适用于治疗肾阴虚或者肝肾阴虚。临床表现为阵阵潮热、盗汗、手脚热、五心烦热，有的病人午后出现两颧发红，或头晕、耳鸣、腰膝酸软等症状。知柏地黄丸是六味地黄丸加黄柏、知母，用于潮热盗汗、口干咽痛、耳鸣遗精、小便短赤、甲亢、糖尿病等阴虚火旺者的治疗。桂附地黄丸是六味地黄丸加附子、肉桂，具有温补肾阳之功效，主治肾阳不足、腰膝酸冷、肢体浮肿、小便不利或反多、痰饮喘咳、消渴。都气丸是六味地黄丸加五味子，益肺之源、以生肾水，具有补肾纳气的作用，主治肺肾两虚、咳嗽气喘、呃逆、滑精、腰痛。麦味地黄丸系六味地黄丸加麦冬、五味子，具有滋肾养肺的作用，用于治疗肺肾阴亏、潮热盗汗、咽干、眩晕耳鸣、腰膝酸软。杞菊地黄丸系六味地黄丸加枸杞子、菊花，具有滋肾养肝明目的功效，用于治疗肝肾阴亏、眩晕耳鸣、羞明畏光、迎风流泪、视物昏花等。

【临证参考】

以六味地黄丸为基础的几个加减方，临床比较常用，但需要在中医师的指导下合理应用并长久使用，方能起到理想的疗效。

84. 五子登科

【原文释义】

来源于民间故事。五代后周时期，燕山府窦禹钧有五个儿子，都品学兼优，先后登科及第，故称"五子登科"。《三字经》有"窦燕山，有义方，教五子，名俱扬"的句子来歌颂窦禹钧，"五子登科"后来成为汉族传统吉祥图案，寄托了一般人家期望子弟都能像窦禹钧五子一样获得功名。

【中医延伸】

中医方剂中有个五子衍宗丸，由枸杞子、菟丝子（炒）、覆盆子、五味子（蒸）、车前子（盐炒）等五种植物的种子组成，全方具有温肾壮阳、益精填髓的作用。用于肾虚精亏所致的阳痿不育、遗精早泄、腰痛、尿后余沥、畏寒肢冷、面色苍白、舌淡苔白、脉沉等患者的治疗。现在常用于不孕不育的治疗。

【临证参考】

无论是"五子登科"还是"五子衍宗"，都反映了人民对于美好生活及健康身体的期望。

85. 青龙过江

【原文释义】

青龙是传说中的四象之一（另外三个是白虎、朱雀、玄武），是代表东方的神兽，东方属木，色青，故曰青龙。龙是我国古代传说中的神异动物，身长，有鳞，有头角，有腿脚，能行走，能飞腾，能翻江倒海，能兴云致雨。言青龙者，必然与水有关系，大青龙汤能发汗解表，与"水"相关，得名也由此而来。

【中医延伸】

详见第七章第81个词语"青龙白虎"。

【临证参考】

虽然都属于解表发汗之剂，但大、小青龙汤主治各有不同：大青龙汤清里热；小青龙汤化寒饮。

86. 谈虎色变

【原文释义】

出自宋代程颢、程颐《二程遗书》卷二。原意是说被虎咬过的人才真知虎的厉害。比喻一提到可怕的事就情绪紧张起来，连脸色都变了。

【中医延伸】

中医学里有个方子叫白虎汤，由石膏、知母、粳米、甘草组成，具有清热生津功能。治疗阳明热盛和气分热盛的里热证。本方适应证一般以"四大"（即大热、大汗、大渴、脉洪大）典型症状为依据，一般具有面红耳赤、大便秘结等，白虎汤具有清热通便的功能，属于清热之重剂，服用后，热能解，口渴能消，脉象变缓和，面部的颜色也会好转，可谓"谈虎色变"。

【临证参考】

白虎汤能够清热而又不伤及人体津液，因此在温热病的治疗方面具有很好的疗效。

87. 三子养亲

【原文释义】

由三种植物的种子组成，故名"三子养亲汤"。该方主要治疗老年人的痰壅气滞、咳喘食少。

【中医延伸】

三子养亲汤由白芥子、苏子、莱菔子组成，来源于《韩氏医通》，原文记载如下："三子养亲汤，治高年咳嗽，气逆痰痞……治凡人年老形衰，苦痰气喘嗽胸满……上各微炒，生绢或稀布小袋盛煮汤，可随意饮啜，勿煎。"原方具有温肺化痰、降气消食之功效，主治痰壅气逆食滞证，表现为咳嗽喘逆、痰多胸痞、食少难消、舌苔白腻、脉滑。

【临证参考】

三子养亲汤临床常用于治疗顽固性咳嗽、慢性支气管炎、支气管哮喘、肺心病等痰壅气逆食滞者。

✿ 88. 凉开三宝

【原文释义】

中医学中的三个经典方药，即安宫牛黄丸、紫雪丹、至宝丹，均具有清热凉血开窍功能，俗称凉开三宝。

【中医延伸】

安宫牛黄丸最适用于中医辨证中之阳闭证，临床可见到突然意识障碍、偏瘫，同时伴有烦躁不安、面红身热、口臭、大便秘结、舌苔黄腻、脉象弦滑等邪热内闭之象。现代常加减运用于治疗流行性乙型脑炎、流行性脑脊髓膜炎、中毒性痢疾、尿毒症、脑血管意外、中毒性肝炎、肝昏迷等属于热毒内陷心包者。

紫雪丹适用于治疗温热病、热邪内陷心包而致的高热烦躁、神昏谵语、抽风痉厥、口渴唇焦、尿赤便闭及小儿热盛惊厥。有清热解毒、镇痉开窍之功效。现代常加减运用于治疗乙脑、流脑的发病后期，重症肺炎，化脓性感染败血症，小儿麻疹毒陷营血，斑疹伤寒，猩红热等症状者。

至宝丹适用于治疗痰热内闭心包证，表现为神昏谵语、身热烦躁、痰盛气粗、舌红苔黄垢腻、脉滑数以及中风、中暑、小儿惊厥等。现代常加减运用于治疗乙脑、流脑、脑血管意外、中暑、肝昏迷等属于痰热内闭、神昏较重者。

【临证参考】

凉开三宝目前常用于危重病的急救。

89. 起病六君子，送命二陈汤

【原文释义】

"六君子"指以杨度为首的六个发起组织"筹安全"的"名流"，袁世凯接受他们的"劝进"称帝，就已注定踏上死路。"二陈汤"指袁世凯的亲信陕南镇守使陈树藩、四川将军陈宦。护国运动中，他们纷纷脱袁"独立"，给袁世凯以致命的一击。

【中医延伸】

"六君子"与"二陈汤"是中药汤剂名。六君子为四君子加陈皮、半夏而成。四君子汤由人参、茯苓、白术、甘草四味中药组成，具有补气、益气健脾之功效，主治脾胃气虚证，表现为面色萎黄、语声低微、气短乏力、食少便溏、舌淡苔白、脉虚数。临床常用于治疗慢性胃炎、消化性溃疡等属脾胃气虚者。

六君子具有益气健脾、燥湿化痰的功效，主要用于治疗脾胃虚弱、面黄体瘦，或久患疟痢、不思饮食，或呕吐泄泻、饮食不化。

二陈汤，由陈皮、半夏、茯苓、甘草四味药组成，为赫赫有名的祛痰基础方，具有燥湿化痰、理气和中之功效。主治湿痰证，症见咳嗽痰多、色白易咯、恶心呕吐、胸膈痞闷、肢体困重，或头眩心悸、舌苔白滑或腻、脉滑。临床常用于治疗慢性支气管炎、慢性胃炎、梅尼尔综合征、神经性呕吐等属湿痰为患者。

【临证参考】

二陈汤、四君子汤、六君子汤均为临床常见方剂，如果辨证精准，巧加施用，临床疗效显著。

✿ 90. 固若金汤

【原文释义】

固：坚固。若：像。金：指金属造的墙。汤：指滚水形成的护城河。意指坚固得像金城汤池一样，形容城池或阵地坚固，不易被攻破。

【中医延伸】

方剂学中有个方子叫百合固金汤，主要由生地黄、熟地黄、当归身、芍药、甘草、百合、贝母、麦冬、桔梗、玄参组成，具有养阴润肺、化痰止咳的功效，主治肺肾阴虚、虚火上炎之咳血证。表现为咳痰带血、咽喉燥痛、手足心热、骨蒸盗汗、舌红少苔、脉细数。现代常用于治疗肺结核、慢性支气管炎、支气管扩张咯血、慢性咽喉炎、自发性气胸等属肺肾阴虚者。

【临证参考】

百合固金汤常用于治疗肺肾阴虚导致的咳嗽、潮热、咯血等。

91. 逆流挽舟

【原文释义】

中医治疗学术语。如逆水挽船上行之意，故称。

【中医延伸】

中医外感挟湿型痢疾的治法，临床上对于痢疾兼有恶寒、发热、头痛、身痛、无汗等表证者，用人参败毒散（由柴胡、川芎、前胡、甘草、人参、桔梗、羌活、独活、茯苓、枳壳、薄荷组成）。该方疏表除湿、寓散于通，使表解而里滞亦除。即前人所谓从表陷里者仍当由里出表。

【临证参考】

现代临床研究发现该方具有抗炎、解热、镇痛、护肝等作用，可以用于治疗感冒引起的发热、头痛、胃肠功能不适等。

∽ 92. 十拿九稳

【原文释义】

比喻很有把握。

【中医延伸】

中医学有十全大补丸，由人参、肉桂（去粗皮，不见火）、川芎、地黄（酒洗，蒸，焙）、茯苓（焙）、白术（焙）、甘草（炙）、黄芪（去芦）、川芎、当归（洗，去芦）、白芍药各等份组成。上十一味，为粗末。凡男子、妇人诸虚不足、五劳七伤、不进饮食、久病虚损、时发潮热、气攻骨脊、拘急疼痛、夜梦遗精、面色萎黄、腰膝无力，一切病后气不如旧、忧愁思虑伤动血气、喘嗽中满、脾肾气弱、五心烦闷，并皆治之。此方性温不热，平补有效，养气育神、醒脾止渴、顺正辟邪、温暖脾肾，长久服用，疗效卓著。

【临证参考】

十全大补丸目前主要用于临床辨证属于各种虚证如气血阴阳的亏虚诸症的治疗。

93. 逍遥法外

【原文释义】

逍遥：悠然自得的样子。指犯法的人没有受到法律制裁，仍然自由自在。

【中医延伸】

中医学中有个著名的方子叫逍遥散，主要由甘草、当归、茯苓、芍药、白术、柴胡组成。其为和解剂，具有调和肝脾、疏肝解郁、养血健脾之功效。主治肝郁血虚脾弱证。表现为两胁作痛、头痛目眩、口燥咽干、神疲食少，或月经不调、乳房胀痛、脉弦而虚。

【临证参考】

逍遥散临床常用于治疗慢性肝炎、肝硬化、胆石症、胃及十二指肠溃疡、慢性胃炎、胃肠神经官能症、经前期紧张综合征、乳腺小叶增生等属肝郁血虚脾弱者。

94. 安如磐石

【原文释义】

安：安稳。磐石：厚而重的大石头。像磐石一样安稳不动，形容稳固，不可动摇。

【中医延伸】

中医方剂泰山磐石散，出自《古今医统大全》。方中人参、黄芪、白术、炙甘草益气健脾以固胎元；当归、熟地、白芍、川芎补血调血以养胎元；续断合熟地益肝肾而保胎元；砂仁调气安胎；糯米补脾养胃，黄芩与白术合用有安胎之功效。诸药配合，使气血调和，冲任得固。主治气血虚弱所致的堕胎、滑胎、胎动不安，或屡有堕胎宿疾、面色淡白、倦怠乏力、不思饮食、舌淡苔薄白、脉滑无力者。

【临证参考】

泰山磐石散目前主要用于因气血亏虚所致的不孕不育或产后虚弱者的治疗。

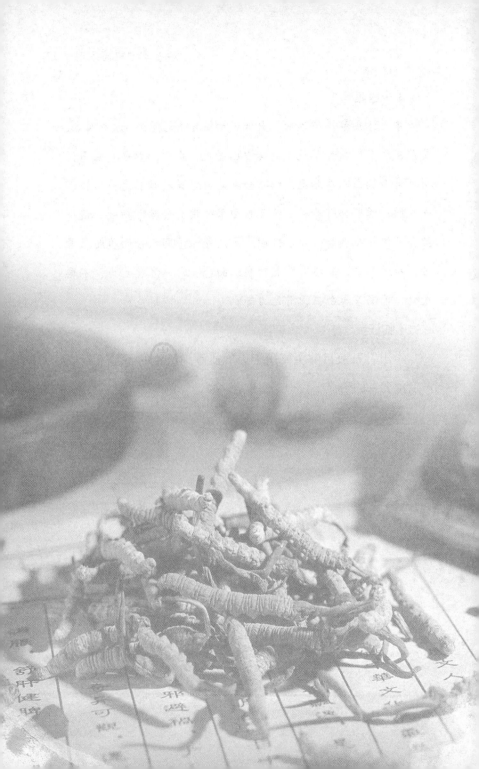

第八章

四季养生

春夏秋冬，四季更迭。

春游青草地，夏赏绿荷池，秋饮黄花酒，冬吟白雪诗。

四季犹如一个人的童年、青少年、中年和老年一样，各有特色，各擅其长。相应地，我们人体的养生也要注意随四季的更迭而稍作调整。

万千变化之中，唯一不变的，大约就是我们内心的宁静。

感悟自然之道，探求生命之理，成就从容不迫的人生。

1. 肥冬瘦年

【原文释义】

见于宋代无名氏《豹隐纪谈》，是指南宋吴地风俗多重冬至而略岁节，冬至时家家互送礼物，有"肥冬瘦年"之谚。

【中医延伸】

冬季是健康能量休养储备的最好时间。冬季闭藏，万物休整，神志深藏于内。冬至过后，各地气候都进入一个最寒冷的阶段，这个阶段，要遵循"冬藏"养生之道，做到多"储蓄"，少"透支"，就能健康长寿。

冬季要藏阳气。冬天气候寒冷，最容易损伤阳气，阳气受损，防御能力下降，容易感邪而发病，所以要在做好保暖的同时，吃一些温阳散寒的食物，保护自身的阳气不受外界影响。冬季要藏精血。冬季属肾，肾具有贮藏精血的功能，在冬季可以多进食一些富含营养的物质，甚至血肉有情之品如阿胶、鹿茸、蛤蚧等，补充先后天之不足。一旦精血充足，阳气化生有源，则抵抗力必定增强。冬季要固封藏，肾脏有封藏精微物质而不致外泄的功能，做好肾脏功能的保健，不过分劳累，不贪念色欲，养精蓄锐，方能强健体魄。所以要"肥冬"。

"瘦年"是讲究过年时饮食要做到荤素搭配，生活要劳逸结合，切忌大鱼大肉、肥甘厚味、暴饮暴食、起居失常等，否则会加重胃肠道负担，导致消化不良等疾患。

【临证参考】

冬季养生要注重进补，但进补需要循序渐进。逢年过节要劳逸结合，饮食荤素搭配，"肥冬瘦年"的教训，是该捡回来了。

2. 春风得意

【原文释义】

唐代诗人孟郊《登科后》有"春风得意马蹄疾"的句子。风：春天和煦的风。得意：称心如意。和暖的春风很适合人的心意。后形容人处境顺利，做事如意，事业有成。

【中医延伸】

风是春季的主令。中医养生理论认为"春与肝相应"，即春季天气与肝脏密切相关。中医学中的肝脏具有调畅气机的作用，其喜调达、舒畅，不喜欢压抑、郁滞。肝功能正常了，人体的气血就会通畅顺达，人体的脏腑才能正常发挥功能，人才会心情愉快、春风得意，否则就会气血瘀滞、百病丛生。

【临证参考】

春季肝木当令，养生要注意疏肝气、养肝血，肝之气血顺畅，才能意气风发。

ᘓ 3. 春困夏乏

【原文释义】

春天容易犯困，夏季则容易感到疲乏无力，形容一个人精神萎软。

【中医延伸】

中医学讲究天人相应，虽然进入春季，但人还没有从冬季收藏的季节里转变过来，身体各器官的功能尚处于较低的水平，没有适应春季调达舒畅的特性，所以出现无精打采、昏沉欲睡的春困现象。夏天多热，特别是夏暑季节，多热多湿，湿浊容易阻滞于脾，使脾失升清降浊的功能，所以在夏季容易感到神疲乏力、精神萎靡、纳差腹胀等。

【临证参考】

对付春困夏乏，主要关注肝脾两脏的调理，要按照各其所主（肝主春季，脾主长夏）而调理治疗。

ᘓ 4. 夏练三伏

【原文释义】

"三伏"是从夏至日（阳历 6 月 21 日或 22 日）后第三庚日为初伏（有 10 天），第四庚日为中伏（有的年份是 10 天，有的年份是 20 天)，立秋 (阳历 8 月 7 日或 8 日) 后第一庚日为末伏，有 10 天。即在这个时间段里多锻炼，有助于身体健康。

【中医延伸】

"三伏天"的"伏"就是指"伏邪"，即所谓的"六邪"（风、寒、暑、湿、燥、火）中的暑邪。所谓的"伏天"，就是指农历"三伏天"，即一年当中最热的一段时间。中医学认为，暑为阳邪，其性炎热，易升散，扰神伤津耗气并多挟湿。而在酷热天气下锻炼，能提高人的耐热能力，使得机体能更好地适应炎热的自然气候，从而达到防病健体的目的。

【临证参考】

夏练三伏，能够增强体质，但对老年人来说，一味强调夏练三伏，就不太适宜了。

5. 夏日可畏

【原文释义】

像夏天酷热的太阳那样使人可怕。比喻为人严厉，令人敬畏。

【中医延伸】

中医学认为，夏季多热多暑，火气酷热，热邪伤人，可见口干、大汗、乏力，又暑性升散，内扰心神，容易出现突然昏倒、不省人事之中暑，称为暑厥。又暑多挟湿，热蒸湿动，湿热弥漫，容易出现四肢困倦、胸闷呕恶。又如饮食调摄失司，贪凉饮冷，多损伤脾胃，容易出现腹泻、腹痛，故夏日容易伤津液，又损伤脾胃，故有夏日可畏之说。

【临证参考】

夏季阳气亢盛，容易出现耗气伤津，调摄失司，又容易出现脾胃损伤，所以夏季更要做好养生保健工作。

6. 世态炎凉

【原文释义】

世态：人情世故。炎：亲热。凉：冷淡。指一些人在别人得势时百般奉承，别人失势时就十分冷淡。

【中医延伸】

中医学认为，夏季酷暑季节，虽然阳气偏胜，但此时阳气也是最为脆弱的时候，就好像一个波的波峰，一旦处理不当，极易引起"滑坡"现象。阳气偏胜，毛孔开泄，如果在此时过分贪凉，从外界来讲，在低温环境下容易形成中医所称的风寒之邪，风寒邪气趁开放的毛孔而入，在人体留下伏邪，伏邪遇到合适的诱发因素，便可发病，像临床常见的哮喘、慢性支气管炎、风湿性关节炎、面瘫、痛经等疾病。从内因来讲，过食冷饮、寒凉食物或药物，容易导致脾胃阳气受损，出现不思饮食、口淡乏味、少气懒言、腹痛腹泻、大便稀溏等脾胃阳虚表现。如阳气进一步受损，运化失衡，湿气阻滞，便会出现身重、神疲、懒言、昏沉、胸脘痞闷、恶心、纳呆、腹胀、便溏，或发黄疸、小便不利或黄赤，舌苔黄腻等脾虚湿热偏重的症状。

【临证参考】

夏季要预防空调、风扇等引起的风寒之邪的入侵，不过分贪吃冷饮等寒凉食品，照顾好自己的脾胃阳气，不要贪求一时的快活，过分贪凉。殊不知，夏季之"时态"，一定要记住"厌"（过分之）凉。

7. 夏阳酷暑（夏阳苦束）

【原文释义】

夏天火辣辣的太阳，暑气逼人，同时也代表着激情四溢。

【中医延伸】

中医学认为，夏季为一年中的阳中之至阳，是一年阳气最盛之时，在五行中属火，火具有炎热、蒸腾、向上的属性，所以夏季多热多暑。火热暑邪伤人，容易侵犯人体上部，因此常表现为面红、目赤、口舌糜烂、齿龈肿痛、小便短少黄浊、便秘，甚至神昏、抽搐、惊风等。

中药有酸、苦、甘、辛、咸五味，夏季对应的五味属苦，苦味药具有"泻下""燥湿""坚阴"三大功效。泻下能够清火、退热，燥湿能够祛湿、化浊，坚阴能够预防阳气过盛而损伤津液。用苦味药制约阳气的过甚，可谓一举三得。

【临证参考】

夏季可以多选择食用一些苦味的药物或食物如苦瓜、莲子心、苦菜、苦笋、苦荞麦、绿茶、苦丁茶、苦杏仁等，能够起到促进食欲、健脾开胃、消炎退热等作用，还可以泡一些白菊花、蒲公英、马齿苋、决明子、板蓝根，甚至藿香、佩兰、黄芩、大黄等，不但能够清热去暑，还能健脾化湿，提高机体对酷暑的耐受力。夏季吃苦，能防热避暑，所以"夏阳苦束"。

8. 苦尽甘来

【原文释义】

艰难的日子过完，美好的日子来到了。甘：甜，比喻幸福。出自元代王实甫《西厢记》第四本第一折："忘餐废寝舒心害，若不是真心耐，志诚捱，怎能勾这相思苦尽甘来。"

【中医延伸】

按照常理，一年分为春夏秋冬四季，但中医学认为，在夏季之后又有长夏之名，长就是生长的意思，长夏，意即从夏天生长出来。夏五行属火，火生土，故长夏属土。

长夏属于多湿季节，为夏秋之交湿气最重的时节，因长夏属脾(土)。长夏时节，自然界的湿气较重，容易困阻脾气的运化，过分贪凉饮冷，损伤自身脾阳，故最终导致湿阻脾胃，出现腹泻腹痛、胃脘胀满、食欲减退、纳差、乏力、舌苔黄腻等寒湿或湿热证候。

脾在五味中和甘味相对应，甘味的中药能补益，能调和，具有调补脾胃之气及缓急止痛等作用。常见的如甘温的白扁豆、白术、党参，甘寒的赤小豆、冬瓜子、薏苡仁等。

【临证参考】

中医学强调治未病思想，包括未病先防和既病防变。苦尽甘来这个成语告诉我们，夏季过后，长夏来临，要注意湿热导致的脾气损伤。同时，多食用一些甘味的药物，做好疾病治疗。

9. 多事之秋

【原文释义】

出自宋代孙光宪《北梦琐言》。多事：事故或事变多。秋：时期。事故或事变多的时期，多用来形容动荡不安的政局。

【中医延伸】

中医学认为，秋季多燥，容易耗损津液，出现口干舌燥、咽喉疼痛、肺热咳嗽等。根据发病的时令不同，又可分为初秋的温燥和深秋的凉燥。润可除燥，所以，秋天的养生，要突出一个"润"字。秋日宜吃清热生津、养阴润肺的食物，如泥鳅、芝麻、核桃、百合、糯米、蜂蜜、牛奶、花生、鲜山药、梨、红枣、莲子等清补柔润之品。另外，秋季阳气渐收，阴气渐长，此时人体也应顺应四时变化的规律，进入保护阴气的时机，在饮食方面应以防燥养阴、滋阴润肺为主，可多食一些百合、银耳、山药、梨、葡萄、荸荠、糯米等。

【临证参考】

秋季气候变凉，燥邪当令，肺为矫脏，不耐受寒热，故多出现呼吸系统疾患。另夏季酷热，多贪凉饮冷，损伤脾胃，到了秋天容易出现腹泻腹痛等，故要预防多事之秋。

10. 秋高气爽

【原文释义】

出自唐代杜甫《崔氏东山草堂》："爱汝玉山草堂静，高秋爽气相鲜新。"形容秋天晴空万里，天气凉爽。

【中医延伸】

中医学认为，秋季五行属金，与人体的肺脏相对应。肺具有主宣发、肃降、主气、司呼吸等功能。一旦肺的功能失常，就会出现秋季常出现的症状如咳嗽、咳痰、鼻塞、咽痛、口干、舌燥等，而这些症状的产生，除了与肺本身的功能失调外，还与心、脾胃功能失衡有关，如夏季心火偏旺，火克金太过，导致肺燥津伤等。或者夏天过食寒凉，损伤脾胃功能，水湿痰浊壅滞于肺，肺气不利，导致土不生金、肺气亏虚等。因此，秋季的养生，关键在于"爽气"，而"爽气"的方法，不外乎养肺。一是要顺肺气以通肺之宣肃。秋季宜多进食一些具有宣通作用的药物或食物如水芹菜、甜杏仁、桔梗等，同时多采用腹式呼吸法、缩唇呼吸法等功能锻炼，增加肺功能，加强肺之宣通功能。二是用凉润以断心火灼肺。在服用药物或食物时，多用一些凉润之品，如雪梨、冰糖、贝母、百合、柿子、柑橘等，既能润肺燥，又能清心火，标本兼治。三是补脾胃以绝痰湿阻肺，应该多服用一些健脾除湿、化痰止咳的中药或食物如白萝卜、甘蔗、银耳、玉竹、麦冬、山药等，达到母子同治的目的。

【临证参考】

秋高气爽，肺为气之主，故秋季多养肺。肺脏调和，则诸气自爽。

11. 金屋藏娇

【原文释义】

出自托名汉代班固所撰的《汉武故事》，是指汉武帝四岁时为胶东王，说如果能娶到表姐陈阿娇做妻子，会造一个金屋子给她住。

【中医延伸】

中医学讲究"春养肝，夏养心，秋养肺，冬养肾"，度过了酷热的夏天，秋燥就会接踵而来，肺在五行中属金，同于秋气，肺又与外界直接相通，不能耐受寒热，故肺又在五脏中被称为"娇脏"，藏肺的胸腔便称"金屋"。秋季气候乍寒乍暖，变化多端，容易侵袭娇脏，又肺天生具有喜润而厌燥之性，一旦燥邪犯肺，则百病由生。

日常饮食中，多食一些润燥的食品，如川贝母、冬瓜子、柿子、杏仁等。中医学认为，肺与大肠相表里，秋燥伤肺，也必然影响到大肠，故一到秋天，很多人不但出现口干舌燥等津液亏虚之症，还会出现便秘、腹胀、纳差、气急等症状，这与大肠的功能失调有关，此时除了多饮水外，还可以多服用一些润肠通便的食物或药物如蜂蜜、芝麻等。火麻仁，润燥滑肠通便，对于老年血虚便秘患者，更为适合。此外一些水果如香蕉、菠萝、草莓、乌梅等，均具有润肠通便、生津润燥之功效，是秋天进补的主要食物。

【临证参考】

秋季进补，润字当头。滋润的药物或食物较多，要分清寒温之性。

❧ 12. 冬病夏治

【原文释义】

冬病就是冬季容易发作或者冬季临床表现明显加重的疾病，如哮喘、支气管炎、风湿性关节炎等慢性疾病。夏治就是在夏季，特别是三伏天前后，在中医学理论的指导下，采用合适的方法和方药，进行治疗。

【中医延伸】

中医学认为：一方面夏季气候炎热，出汗较多，津液易泄，阳气随津液外漏，导致阳气不足；另一方面，夏季气温较高，人多贪凉食冷，久则损伤脾胃阳气。在夏季，虽然阳气耗损，但自然界阳气尚能补充，但一旦到了冬季，气温骤降，内有阳气之不足，外有风寒之侵袭，故容易导致上述各种"冬病"。究其原因，病之表现在冬季，病之根本在夏天，所以我们采用"冬病夏治"之法，补充人体阳气，提高免疫能力，起到冬季不发病，或者少发病的目的。

冬病夏治的方法有很多，但都是在中医学理论的指导下进行的，目前除了传统的中医汤药口服外，还有穴位艾灸、红外线理疗、中药敷贴、中药透皮离子导入、中药熏洗等方法，采用红外线微波、离子导入、生物渗透等技术，结合中医藏象经络学说，把中药导入体内，提高中药的疗效，促进药物的吸收，达到治病防病的目的。

【临证参考】

冬病夏治的适合人群：支气管哮喘、慢支、慢阻肺、鼻炎、关节炎、颈椎腰椎病、痛经、失眠、小儿消化不良等患者。

ᘛ 13. 冬练三九

【原文释义】

"三九"是指冬至后的第三个"九天",即冬至后的第十九天到第二十七天。

【中医延伸】

我国阴历有"九九"的说法,用来计算时令。计算的方法是从冬至日算起(从冬至开始叫"交九",意思是寒冷的开始),每九天为一个"九",第一个九天叫"一九",第二个九天叫"二九",以此类推,一直到"九九",即到第九个九天,数满九九八十一天为止。这时冬天已过完,春天来到了。一般"三九"时最冷,这个时候锻炼更有助于增强体质。

【临证参考】

冬季锻炼可以增强体质,提高人体抗病能力,但也要根据自身情况,适当安排自己的锻炼时间。

ᘛ 14. 冬令进补

【原文释义】

即冬季通过膏滋药滋补身体,达到强身健体的目的。民间有"冬令进补,来春打虎"之说。

【中医延伸】

中医学讲究"春养肝，夏养心，秋养肺，冬养肾"，人体的生长和发育，具有"春生、夏长、秋收、冬藏"的特点。到了冬季，恰当进补，能够增强体质，预防疾病的发生。但冬令进补，要做到各取所需，方能事半功倍。

冬令进补，切记盲目进补，而是根据辨证，补其不足，损其有余。如纯属虚证者，多采用补法为主，或补血，或补气，或温阳，或滋阴，其中根据五脏六腑的不同，又可以细分为温补肾阳、滋补肝阴、健脾养胃等。对于纯实的患者，多采用以疏导为主的原则，寄补于疏泄之中，如肝郁者采用疏肝理气，胃肠湿热者采用清热化湿，气滞血瘀者采用活血化瘀，通过围魏救赵的方法，达到滋补的目的。

冬令进补，不要一味地追求名贵中药的使用。人有七情六欲，药有四气五味，冬令进补有滋补、清补、平补之分，要因人而异，辨证论治，切记盲目用药。大剂量的鹿茸、人参之类，用之不当，会延误病情；小分量的麻黄、菊花之属，用之得当，也能够起死回生。所以进补前，要分清自己的体质，了解自己的证候，然后选用合适的方式进补。否则，不但不能滋养身体，而且有可能起到相反的作用。

【临证参考】

冬令进补，要各取所需，辨证进补，而不是千人一方，全民皆补。

15.秋收冬藏

【原文释义】

比喻事物的发生、发展过程。

【中医延伸】

从养生的角度看，人应该顺应四季，春夏养阳、秋冬养阴，遵循自然界春生夏长、秋收冬藏的规律。冬天到了，冬季的养生保健，要突出一个藏字，那么藏什么呢？一要藏阳气。冬天气候寒冷，最容易损伤阳气，阳气受损，防御能力下降，容易感邪而发病，所以在做好保暖的同时，可以吃一些温阳散寒的食物，保护自身的阳气不受外界影响。二要藏精血。冬季属肾，肾具有贮藏精血功能，在冬季可以多进食一些富含营养的物质，甚至血肉有情之品如羊肉、阿胶、鹿茸、蛤蚧等，补充先后天之不足，一旦精血充足，阳气化生有源，抵抗力强。三要固封藏。肾脏有封藏精微物质而不致外泄的功能，要做好肾脏功能的保健，不过分劳累，不贪念色欲，养精储锐，方能强身健体。四要泻肾浊。肾除藏精血功能外，也有主水的功能。尿液是人体废物排泄的主要通道，冬季虽然以藏为主，但也要做好泄浊的工作。首先要避免过食肥甘厚味，以免加重浊邪的生成；其次，要多饮水，以加速浊邪的排出。

【临证参考】

冬季养生，收藏为主，但也要注意浊邪的排出。出入有常，方能健康。

16. 旁敲侧击

【原文释义】

比喻说话、写文章不从正面直接点明，而是从侧面曲折地表明观点或加以讽刺、抨击。

【中医延伸】

中医学中旁敲侧击是一种少见的物理疗法，是通过手握成空拳对全身进行敲打以促成全身14条经络疏通的治疗方法。通过旁敲侧击，起到促进气血运行、畅通津液运化的作用。对于气滞血瘀、津液内阻引起的肌肉关节疼痛、皮肤瘀斑、青筋暴露等，具有一定的治疗作用。

【临证参考】

作为一种保健治疗手法，"旁敲侧击"可以推广使用。

❧ 17. 人模狗样

【原文释义】

身份是人，举止却像狗。多用于嘲讽。

【中医延伸】

在中医学中，好多动作，特别是养生保健类的动作，往往是从长期对动物行为观察的基础上演化而来的。如中医的五禽戏，是通过模仿虎、鹿、熊、猿、鸟（鹤）五种动物的动作，以保健强身的一种气功功法。五禽戏是一种外动内静、动中求静、动静俱备、有刚有柔、刚柔相济、内外兼练的仿生功法，与中国的太极拳、日本的柔道相似。锻炼时要注意全身放松、意守丹田、呼吸均匀，做到外形和神气都要像五禽，通过模仿动物来达到外动内静、动中求静、有刚有柔、刚柔并济、练内练外、内外兼备的效果。

【临证参考】

太极拳、八段锦、五禽戏等富有中医特色的功能锻炼，如果配合呼吸运动、神志意念等，具有良好的强身健体作用。

18. 高枕无忧

【原文释义】

垫高枕头睡觉，比喻平安无事，不用担忧，也比喻放松警惕。

【中医延伸】

中医学认为，枕头的高度要因人而异。如果枕头太高，早期会造成背部肌肉、韧带等过分牵拉、变形，出现肌肉酸痛、麻木等，如果得不到及时纠正，人体正常颈椎的生理弯曲度将发生改变，引起颈椎椎体的改变，容易出现椎间盘突出，曲度异常，压迫神经，并出现颈肩酸痛、手麻。但是，如果过低或者不垫枕头，过分后仰，易张口呼吸，出现口干舌燥进而产生咽喉疼痛和打呼噜现象。如果侧卧不垫枕头，一边的颈部肌肉也会由于过分伸拉、疲劳而导致痉挛、疼痛，出现落枕。

通常情况下，颈椎病病人睡枕的适宜高度为 8 ~ 9 厘米，肩宽体胖者睡枕可略高一些，而瘦小的人则可稍低些。其睡枕高度应以压缩后与自己的拳头高度（握拳虎口向上的高度为拳高标准）相等为宜；而习惯侧睡的人，其睡枕高度应以压缩后与自己的一侧肩高度一致为宜。当然，无论仰睡、侧睡都能保持颈部正常生理弧度的睡枕是最理想的。

【临证参考】

垫高枕头睡觉，无忧无虑，平安无事，其实也不尽然。枕头过高或过低都会引起人体的不适。

19. 气沉丹田

【原文释义】

气沉丹田是在呼吸（从形式上说是腹式呼吸）动作配合下，小腹充实，全身精力集中的一种自我感觉。

【中医延伸】

中医学认为，人体之气，主要分为三类，即受之于父母，与生俱来的"先天之气"（肾所主），呼吸之气（肺所主），饮食精微混合而成的"后天之气"（脾胃所主）。

丹田分为两眉之间的"上丹田"和两乳之间的"中丹田"以及脐下三寸的"下丹田"。传统气功的修炼层次是，练精化气，练气化神，练神还虚。炼精化气是打基础的第一步，故修炼宜从下丹田开始。

同时，人体的下丹田也是任脉、督脉、冲脉精气运行的起点。下丹田所藏之元气为人体诸气之源，肾脏所处下丹田，肾又被称为先天之本。因此，称下丹田为"生气之源"，又肾主纳气，人体气机的升降，不但与肺的呼吸吐纳有关，更与肾的摄纳密不可分，所以中医学有补肾纳气，防止呼吸表浅的说法。

【临证参考】

对于慢支、哮喘等出现气急、动则气喘、胸闷等肾不纳气的患者，要注重肾脏的治疗，因为根深方能叶茂。

20. 涌泉相报

【原文释义】

受人滴水之恩，必当涌泉相报，出自《朱子家训》，意思是受了别人一滴水这样小的恩情，就应该以涌泉一样的恩惠报答于人。

【中医延伸】

中医学中有一个重要的穴位，称为涌泉穴，位于人体足前部四陷处第二、第三趾趾缝纹头端与足跟联合的前三分之一处，为全身俞穴的最下部，是肾经的首穴。

中医学认为，肾经之气犹如源泉之水，来源于足下，涌出灌溉周身四肢各处，所以称为涌泉之穴。研究发现按摩涌泉穴可以益精添髓、聪耳明目、安神定志、舒筋活血等，常用于治疗神经衰弱、精力减退、倦怠疲乏、妇科病、失眠、多眠症、高血压、晕眩、焦躁、糖尿病、过敏性鼻炎、更年期综合征、怕冷症、肾脏病、下肢瘫痪、头顶痛、咽喉痛、失音、舌干、小儿惊风、癫痫、神经性头痛、三叉神经痛、精神分裂症、奔豚气等多种疾病。

【临证参考】

涌泉穴是人体要穴，容易取穴，且容易操作，对全身保健治疗有一定的作用。此所谓滴水之恩，涌泉相报。

21. 安步当车

【原文释义】

出自《战国策·齐策四》："晚食以当肉，安步以当车，无罪以当贵，清静贞正以自虞。"安：安详，不慌忙。安步：缓缓步行。以从容的步行代替乘车。后来人们就以"安步当车"表示不乘车而安然步行，又比喻安于现状，不求显贵。

【中医延伸】

中医讲，适量运动有助于健康，散步时应该抬头挺胸，迈大步，双臂要随步行的节奏有力地前后交替摆动，路线要直。运动的强度也要因人而异。一般是走到稍稍出汗，就能达到锻炼和健身的目的。中老年人步行时，应由少到多、由慢到快、循序渐进。快步走时的心率以不超过每分钟110次为宜。

俗话说："饭后百步走，活到九十九。"这对一个健康人来说是有一定好处的，但是对某些人来说，就不一定有好处。如果饭后活动，食物在胃内便不能很好地消化；食物很快地进入肠道，也不能被充分吸收，结果往往出现腹胀等症状。

【临证参考】

中医讲究动静结合，适量运动，任何强烈的、持久的、过分的运动都不利于健康。

22. 粗茶淡饭

【原文释义】

粗：粗糙、简单。淡饭：古时盐比较匮乏，穷苦人家买不起，因此只能无盐下菜，称为淡饭。形容饮食简单，生活简朴。

【中医延伸】

茶被称为"东方饮料的皇帝"。粗茶是指较粗老的茶叶，与新茶相对。尽管"粗茶"又苦又涩，但含有的茶多酚、茶丹宁等物质，却对身体很有益处。中药茶树根是山茶科植物茶的根，具有补心利水、解毒敛疮的功效，可以治心脏病、口疮、牛皮癣等。现代研究发现其主要成分为茶多酚，是一种天然抗氧化剂，能抑制自由基在人体内造成的伤害，有抗衰老作用，能降低血脂，防止血管硬化，保持血管畅通，维护心脑血管的正常功能。

当下的淡饭是指富含蛋白质的天然食物。它既包括丰富的谷类食物和蔬菜，也包括脂肪含量低的鸡肉、鸭肉、鱼肉、猪肉等。"淡饭"还有另外一层含义，就是饮食不能太咸，否则易引发高血压、心脏病和中风。

【临证参考】

随着生活质量的提高，越来越多的人受到"三高"（高血压、高血糖、高血脂）的威胁。在日常生活中，要尽量保持粗茶淡饭。